Gabriel Cousens

Individuelle Ernährung mit Ayurveda

AF834142

Gabriel Cousens

Individuelle Ernährung mit Ayurveda

Eine Synthese aus indischer Heilkunst und moderner Wissenschaft

Hinweis

Die in diesem Buch enthaltenen Informationen sind keine medizinischen Ratschläge oder Behandlungsempfehlungen. Bei der Durchführung von Ernährungsumstellungen oder Fastenkuren sollte ein naturheilkundlich orientierter Arzt konsultiert werden.

Titel der Originalausgabe:
© 1992 by Gabriel Cousens
Conscious Eating

Deutsche Erstausgabe
© 1997 by Hans-Nietsch-Verlag
Alle Rechte vorbehalten

2. Auflage Oktober 2017

Übersetzung: Eric Kearney
Lektorat: Christian Andreas Hofer
Korrektorat: Udo Bender
Einbandgestaltung: Rosi Weiss
Fotos: 123RF, istockphoto
Satz und Innengestaltung: Plejaden Publishing Service, Boltersen
Druck: SOWA Sp. z o.o., Piaseczno/Polen

Edition Sternenprinz im Hans-Nietsch-Verlag
Schauinslandstr. 136 h, D-79100 Freiburg
www.nietsch.de, info@nietsch.de

ISBN 978-3-86264-517-6

Widmung

Ich widme dieses Buch Gott, der mich inspirierte, die Botschaft aus *Genesis 1,29* an die Menschen weiterzugeben. Diese Bibelstelle beschreibt die menschliche Ernährung für das bevorstehende Zeitalter des Friedens:

> *Seht, ich übergebe euch alles Kraut, das Samen hervorbringt auf der ganzen Erde, und alle Bäume, die samentragende Früchte hervorbringen; das sei eure Nahrung.*

Danksagung

Von den vielen Menschen, die mir beim Schreiben dieses Buches hilfreich zur Seite standen, möchte ich einige besonders hervorheben:

Eliot Jay Rosen; Wind D' Golds; Joanna Brick; Pat Furger; Bobbie Spurr; Steven Schechter; Carol Meer; Irv Neumann; Pater Dunstan Morissey; Bruder David Owen; Pfarrer Terry Swanson; Dr. Harold Krystal; Dr. Howard Loomis; Dr. James Baroody; Dr. Ted Morter, Jr.; Hal und Linda Kramer; die Bawa Muhaiyaddeen Fellowship; Beth Hamilton; David Walker; Isaac Elias; Patricia und Tom Lee; Dr. Patrick und Gael Crystal Flanagan; Duane Taylor; Suzanne M. Stasa.

Inhalt

Vorwort 9
Einleitung 11

1: Wie man die eigene optimale Ernährungsweise findet 15
Die Anpassung der Ernährung an die individuellen Bedürfnisse 22
Die Psychologie unserer Eßgewohnheiten 27
Körper und Geist beeinflussen sich gegenseitig 39

2: Die Assimilation der Energien von Mutter Natur 43
Feinstoffliche Assimilation 47
Unsere Lebensmittel verbinden uns mit der Natur 54
Unsere Ernährung stimuliert unsere inneren Kräfte 55

3: Individuelle Ernährung gemäß der eigenen Körper-Geist-Konstitution 61
Das ayurvedische Tridosha-System 63
Das Bild des Vata-Doshas 69
Das Bild des Kapha-Doshas 83
Das Bild des Pitta-Doshas 91
Der Einfluß von Zeitzyklen auf die Dosha-Energien 98
Dosha-Kombinationen 106

4: Die Wirkung verschiedener Lebensmittel auf die Konstitution 113
Ernährungsrichtlinien für Vata-Konstitutionen 115
Ernährungsrichtlinien für Kapha-Konstitutionen 123
Ernährungsrichtlinien für Pitta-Konstitutionen 127

5: Subtile Botschaften aus der Natur 133
Die sechs Geschmacksrichtungen 136
Lebensmittelqualitäten 139
Die Regenbogenernährung 143

6: Die Wirkung unserer Nahrung auf Körper, Geist und Seele 147
Yin und Yang bei der Einteilung von Lebensmitteln 155
Wie wir mit der Ernährung unsere spirituelle Energie fördern können 158
Hypoglykämie und Psyche 162
Spezifische Heilwirkungen von Lebensmitteln 165
Gesundheit und spirituelles Wachstum durch Fasten 171

7: Fasten nährt die Seele 179
Die Auswirkungen des Fastens auf die Lebenskraft 183
Fasten ist unbedenklich 185
Saft- und Wasserfasten 187
Fasten als Verjüngungsmethode 187

8: Der Säure-Basen-Haushalt 191
Der Einfluß der Ernährung auf das Säure-Basen-Gleichgewicht 198
Die Definition von säure- und basenbildenden Lebensmitteln 204
Die Wirkungen von Ergänzungspräparaten und Arzneimitteln auf den Säure-Basen-Haushalt 211
Symptome einer Übersäuerung 212
Symptome eines Basenüberschusses 215
Was ist ein gesunder pH-Wert? 218
Wie man den pH-Wert ausgleichen kann 223

Glossar 230

Vorwort

Ich glaube, daß der große amerikanische Maler Frederick Remington das Buch *Bewußt essen* von Dr. Gabriel Cousens geschätzt hätte. Remington war ein talentierter und mutiger Pionier, der Ende des 19. Jahrhunderts im amerikanischen Westen neues Territorium erforschte und uns dieses durch seine ausdrucksstarken und lebendigen Bilder näherbrachte. Gabriel Cousens hat auf einem für uns alle wichtigen Gebiet ebenfalls Pionierarbeit geleistet: der Ernährung des Menschen auf allen Ebenen seiner Existenz.

Dr. Gabriel Cousens ist Mediziner, Lehrer, Ernährungsforscher, Künstler, Wissenschaftler und Visionär. Er ist ein spirituell erwachter Mensch, der uns eine überaus wichtige Botschaft vermittelt. In seiner täglichen Arbeit mit Patienten beobachtet er den Einfluß der Ernährung auf unseren Gesundheitszustand. Er sieht, wie die Ernährung uns zu blühender Gesundheit verhelfen kann. Er weiß aber auch, daß durch falsche Eßgewohnheiten schwere Krankheiten hervorgerufen werden. Sein neues Buch *Bewußt essen* ist sowohl Nachschlagewerk wie auch eine höchst interessante Darstellung der vielschichtigen Auswirkungen unserer Ernährung.

Dr. Cousens greift bei der Beschreibung bestimmter Lebensmittel auf seine reichhaltigen persönlichen Erfahrungen aus der Ernährungswissenschaft, Spiritualität und intuitiven Logik zurück. Er hat damit eine faszinierende Dokumentation der angewandten Ernährungswissenschaft geschaffen. Seine umfangreichen Kenntnisse aus Klinik und Forschung gepaart mit persönlicher Integrität und Bewußtheit prägen sein Werk, welches veranschaulicht, wie die tägliche Nahrung unseren Körper, unseren Geist und unsere spirituelle Entwicklung beeinflußt.

Dr. Cousens hat erkannt, daß jeder Mensch ein den eigenen individuellen Bedürfnissen entsprechendes optimales Gesundheitssystem finden muß. Er betrachtet die Ernährung auf all ihren Ebenen, von den religiösen Lehren über die verschiedenen Ansichten zu vegetarischer Ernährung bis hin zur Wahl der Lebensmittel und ihrer Zubereitung. Dabei ermuntert er uns stets, eigene Wege zu finden, die der Individualität unseres Körpers Rechnung tragen.

Als Ernährungspionier, der Nahrung und Gesundheit aus einer erweiterten Sichtweise betrachtet, vermag er uns wirklich weise Empfehlungen zu geben. Als Schüler und Lehrer der Ernährungswissenschaft habe ich von *Bewußt essen* enorm viel gelernt. Zahlreiche Aspekte der Ernährung sind mir durch dieses Buch klarer geworden. Ich bin mir sicher, daß sich auch Ihr Verständnis der Ernährung vertiefen wird. Sie werden erkennen, wie leicht ein optimaler Gesundheitszustand erreichbar sein kann.

Bewußt essen wird Ihr Verständnis vom Einfluß der Ernährung auf unsere Gesundheit beträchtlich erweitern. Dieses Buch ist ein Meilenstein in der wissenschaftlichen Literatur über den Vegetarismus. Lassen Sie sich von einer der kompetentesten Kapazitäten auf dem Gebiet der Ernährungslehre, Dr. Gabriel Cousens, zu einer faszinierenden Entdeckungsreise entführen!

Dr. med. Michael Klaper

Einleitung

Es ist Zeit für einen Neuanfang. *Bewußt essen* stellt ein Selbsthilfebuch dar, das diesen Neuanfang vorbereiten, ermöglichen und erleichtern soll. Es geht in diesem Werk um den Einfluß der Ernährung auf Körper, Emotionen, Geist und Seele. Unsere Ernährung nimmt aber nicht nur Einfluß auf uns als Individuen, sondern bestimmt maßgeblich die Bewahrung der Natur, die Harmonie und den Frieden auf der Erde. Was wir essen, entscheidet darüber, wie viele Menschen auf diesem Planeten Hunger leiden müssen. Ich hoffe, daß diese erweiterte Sichtweise der Ernährung den Leser inspiriert, sein Bewußtsein für das Göttliche zu erweitern und sich am Goldenen Zeitalter des Friedens zu beteiligen.

Unsere Ernährung und unsere Lebensweise sind sowohl Ursache als auch Wirkung dieses Verhaltens. Die Nahrungswahl reflektiert unsere Verbundenheit mit uns selbst, der Natur, der gesamten Schöpfung und dem Göttlichen. Die synergistische Betrachtung der Ernährung ist für das Verständnis von einem integrierten, harmonischen und friedfertigen Leben von grundlegender Bedeutung. Dieses Buch zeigt dem Leser:

- Wie Körper, Emotionen, Geist und Seele durch unsere Ernährung beeinflußt werden. Lebensmittel haben eigene spezifische Energien, die mit unserer psychophysiologischen Konstitution in einer Wechselbeziehung stehen. Unsere Nahrungswahl entscheidet über unseren körperlichen, emotionalen, mentalen und spirituellen Zustand.

- ➢ Wie man eine den individuellen Bedürfnissen entsprechende, optimale Ernährungsweise entwickelt.

- ➢ Ein neues Paradigma der Ernährung und der Assimilation.

- ➢ Wie man seine psychophysiologische Konstitution erkennt und diese Individualität in der eigenen Ernährung berücksichtigt.

- ➢ Wie man seinen Säure-Basen-Haushalt ausgewogen hält. Ich stelle erstmals zahlreiche eigene Forschungsergebnisse über den Säure-Basen-Haushalt vor.

- ➢ Eine eingehende Untersuchung der psychologischen und spirituellen Aspekte der Ernährung.

- ➢ Vier Übergangsphasen in die bewußte Ernährung. Wie man aus biologischer, emotionaler, psychologischer und spiritueller Sicht auf eine gesundheitsfördernde vegetarische Ernährung umstellt.

- ➢ Eine ganzheitliche Betrachtung der Ernährung, die auch ihre Auswirkung auf die gesamte Erde einbezieht. Wir beschäftigen uns damit, wie unsere Eßgewohnheiten die Umwelt, die natürlichen Ressourcen und den Welthunger beeinflussen. Des weiteren untersuchen wir ethisch-moralische Aspekte im Umgang mit Tieren. Sie werden sehen, wie eine vegetarische Ernährung die natürlichen Ressourcen unseres Planeten bewahren kann. Eine rein vegetarische Ernährung erfordert nur ein Zehntel bis ein Zwanzigstel der Energie, die für eine fleischorientierte Kostform benötigt wird. Bei einer Umstellung auf pflanzliche Kost könnten Millionen von Menschen ernährt werden, die auf dieser Erde verhungern müssen. Wenn wir uns mehr um die Harmonie mit uns selbst, der Natur und mit Gott bemühen, tragen wir unseren Teil zum Weltfrieden bei. Wir heilen uns selbst und damit auch die Erde.

- Der Vegetarismus als eine Ernährungsweise, durch die wir unsere Verbindung zum Göttlichen vertiefen und das Zeitalter des Friedens einläuten können.

- Die Rolle des Vegetarismus in verschiedenen spirituellen und religiösen Traditionen. In den Ursprüngen der meisten religiösen und spirituellen Systeme bildet er einen elementaren Bestandteil.

- Ein neues Konzept der Rohkostküche, das die Verwertbarkeit der Nahrung, die individuelle psychophysiologische Konstitution und den eigenen Säure-Basen-Haushalt bei der Lebensmittelzubereitung berücksichtigt. Die Rezepte sind so zusammengestellt, daß wir die gesamte Energie der Lebensmittel aufnehmen können.

- Antworten auf die vielen Fragen und Unklarheiten, die häufig bei einer vegetarischen und rohkostorientierten Ernährungsweise auftreten.

Wir können uns nicht allein durch die Ernährung in einen Zustand der Gottverbundenheit bringen. Dennoch ist die vegetarische und insbesondere die rohkostbetonte Ernährungsweise ein wesentliches Hilfsmittel unserer spirituellen Evolution. Ohne die anderen Faktoren einer harmonischen Lebensweise führt der Vegetarismus jedoch nicht zur ersehnten Erfüllung. Der richtige Beruf, das entsprechende Umfeld, die Liebe sowie die Verbindung mit Gott durch Meditation und Gebet sind Voraussetzungen für ein Leben im Einklang mit den Naturgesetzen. Trotzdem bildet die vegetarische Ernährung einen wichtigen Stützpfeiler für das bevorstehende Goldene Zeitalter. Der Wolf und das Lamm werden in Frieden miteinander leben können.

Bewußt essen bringt Klarheit und Licht in die wesentlichen Fragen der Ernährung und des gesunden, glücklichen Lebens in Harmonie mit dem Göttlichen. Wer dieses Buch gelesen hat, wird über die Auswirkungen unserer Nahrung auf die Gesundheit von Mensch und Erde bestens informiert sein.

Ich hoffe, daß die Leser dieses Buches sich nicht abwenden und erst noch ein Steak essen, wenn Gott ruft. Mögen alle mit der inspirierten Willenskraft gesegnet sein, jene Ernährungsumstellungen vorzunehmen, die die eigene Verbindung mit dem Göttlichen vertiefen. In den *Offenbarungen 2,7* heißt es:

> *„Wer Ohren hat, der höre, was der Geist den Gemeinden sagt! Wer überwindet, dem will ich zu essen geben von dem Baum des Lebens, der im Paradies Gottes ist."*

1

Wie man die eigene optimale Ernährungsweise findet

Um eine wirklich gesunde Ernährung zu erreichen, muß man nicht nur Kenntnisse über Lebensmittel besitzen. Es ist auch nötig, Verständnis für seine Individualität auf der physischen, psychologischen und spirituellen Ebene zu entwickeln. Die Ernährung sollte ihren Platz finden im Gesamtgefüge einer harmonischen Lebensweise, zu der auch Gebet, Meditation, Liebe, Weisheit, angemessener Umgang und Respekt für sich selbst wie auch für Mutter Erde und die gesamte Schöpfung Gottes gehören. Die Ernährung wird als eine Möglichkeit erkannt, die Verbindung mit dem Göttlichen zu vertiefen. Dieses Kapitel liefert eine Reihe von Anregungen und die Herausforderung, Ihre gegenwärtigen Eßgewohnheiten zu untersuchen. Was ist Ihnen wirklich wichtig im Leben?

Jeder Mensch besitzt individuelle Besonderheiten auf biochemischer, funktionaler und psychologischer Ebene. Daher kann es keine allgemeine optimale Ernährungsweise geben. Um eine auf allen Daseinsebenen unterstützende Ernährung zu entwickeln, müssen wir unsere individuellen Bedürfnisse berücksichtigen. Eine gesunde Ernährung tauscht nicht die Ewigkeit gegen etwas, das nur eine Stunde währt.

Obgleich man mit einer gesunden Ernährung häufig nur deren Einfluß auf den Körper meint, möchte ich in diesem Werk eine ganzheitliche Betrachtung präsentieren, bei der auch spirituelle Aspekte miteinbezogen werden. Das spirituelle Leben findet nicht nur samstags oder sonntags und gegebenenfalls noch an besonderen Feiertagen statt. Die allumfassende Spiritualität des Lebensbaums bei den Essenern nimmt die Gottverbundenheit zur Grundlage von allem, was wir in unserem Leben tun. Der Lebensbaum ist eine Metapher für die Ausgeglichenheit und Harmonie unseres menschlichen Daseins. Die Wurzeln dieses Baumes bilden die universellen Naturgesetze, und seine Äste sind die bis in den Himmel reichenden spirituellen Gesetze.

Die Ernährung aus spiritueller Sicht betrachtet stellt weder einen Religionsersatz noch eine fehlgeleitete Gottsuche dar. Sie ist lediglich Bestandteil eines ausgeglichenen, harmonischen Lebens. Der Versuch, eine für uns persönlich wirksame Ernährungsweise zu finden, ist keineswegs die Suche nach der perfekten Ernährung, denn das einzig Perfekte liegt jenseits von Körper und Geist: Gott, die absolute Wahrheit des Selbst.

Die optimale Ernährung ermöglicht die Stärkung des Lebensbaums. Wir nähren unseren Lebensbaum und unsere Spiritualität durch verschiedene Aspekte des Alltags: Meditation und

Gebet, Weisheits- und Wahrheitssuche, richtigen Umgang mit anderen Menschen, berufliche Tätigkeit, Ehrfurcht vor den Kräften unserer Mutter Natur, Respekt und Liebe für den eigenen Körper und Geist sowie die Gesamtheit unseres Seins.

Nicht die Lebensmittel selbst erschweren uns ein angemessenes und gesundes Eßverhalten, sondern unsere Einstellung zu ihnen. Die Nahrungsaufnahme ist ein noch grundlegenderes Bedürfnis als Sex. Die meisten Menschen könnten ohne Sex überleben, doch nur wenige würden ohne Nahrung bestehen. Unsere Einstellung zur Ernährung ist von dieser Notwendigkeit zum physischen Überleben geprägt. Wir müssen essen, um uns mit anderen Menschen austauschen und unsere Erfahrungen machen zu können.

Gott hat es so eingerichtet, daß die allererste Nahrung aus der Brust unserer biologischen Mutter kommt, die ihrerseits aus dem Schoße der Mutter Natur stammt. Der überragende Wert der Muttermilch für den Säugling ist unumstritten.

Allerdings besteht eine beachtliche Uneinigkeit, mit welchen Lebensmitteln die Muttermilch nach Ablauf der Stillzeit ersetzt werden sollte. Was wir als „richtig“ ansehen, haben uns meist Eltern, Umfeld und Kultur beigebracht. Der Glaube an die Richtigkeit der auf diese Weise vermittelten Ansichten ist mitunter gewaltig.

Was wir essen, ist sowohl Ursache als auch Wirkung unseres Bewußtseins. Unser Eßverhalten reflektiert den Grad an Harmonie, den wir mit uns selbst, der Welt, den universellen Gesetzen und der gesamten Schöpfung erreicht haben. Durch Eßgewohnheiten verschaffen wir uns ein Gefühl von Sicherheit und Geborgenheit. Daher ändern wir unser Verhalten nur dann, wenn es gewichtige Gründe gibt. Ein solcher Grund wären Schmerzen oder Krankheiten, die als Folgeerscheinung unserer gegenwärtigen Ernährungsweise erkannt werden. In vielen Fällen trifft es zu, daß es keine unheilbaren Krankheiten, sondern nur unheilbare Patienten gibt. Viele Menschen sind auch dann nicht bereit, ihre Lebensweise und ihr Eßverhalten umzustellen, wenn ihr Leben davon abhängt.

Häufig ist das Essen ein Mechanismus, durch den Gefühle, sexuelle Spannungen oder schmerzhafte Aspekte des Lebens unterdrückt werden. Manche wollen sich durch Essen einfach nur besser fühlen, andere benutzen es, um sich vor ihren Gefühlen und dem Leben allgemein zu verstecken. Einige essen aus selbstzerstörerischen Neigungen bewußt zuviel. Nicht wenige haben so viel Angst vor ihrem inneren Leben, daß sie sich lieber abwenden und noch eine Schüssel Schokoladeneis mit Sahne verspeisen, wenn Gott ruft.

Das Überessen ist ein Weg, um sich zu betäuben und vor dem wahren Leben zu verstecken. Das Essen sollte ein Vorgang sein, dem man sich voller Lebensfreude und Lebendigkeit hingibt. Der Versuch, sich durch Nahrung die von uns allen ersehnte Glückseligkeit und Erfüllung zu verschaffen, wird immer vergeblich bleiben. Eine den individuellen Bedürfnissen entsprechende Ernährung muß die persönliche Verbindung zu Gott im Auge behalten und diesen Seinszustand in unser Alltagsleben integrieren.

Durch das Essen beziehen wir aus unserer Umwelt auf harmonische Weise die zum Leben benötigte Energie. In der heutigen von Fast-Food und radioaktiver Nahrungsmittelbestrahlung geprägten Welt ist das Verhältnis der meisten Menschen zu ihrer Nahrung stark gestört. Viele von uns fühlen sich entwurzelt und haben keinen Bezug mehr zu den natürlichen Gaben, mit denen uns Mutter Natur reichhaltig beschenkt. Eine natürliche Ernährungsweise erscheint vielen als „altmodisch“ und „komisch“ oder „nicht mehr zeitgemäß“. Die durch eine fehlerhafte Ernährung verursachten Zivilisationskrankheiten sind heutzutage so verbreitet, daß sie bereits als unvermeidbar angesehen werden. Doch dies ist ein grundlegender Irrtum.

Noch immer versucht die westliche Medizin unter Aufwendung von Milliardenbeträgen die immer häufiger auftretenden Krankheitssymptome zu unterdrücken, während sie sich überhaupt nicht um die Vermeidung der Krankheitsursachen bemüht. Jemand, der die krankheitsverursachenden Faktoren, wie die übliche Zivilisationskost, aus seinem Leben verbannt, wird häufig nur mitleidig belächelt. Ein Mensch, der seinen Lebensstil und seine Ernährung in Einklang mit den Naturgesetzen bringt, handelt aus der Sicht unserer Gesellschaft nicht verantwortungsbewußt und klug, sondern extrem und idealistisch. Wer diesen Ausführungen nicht glauben mag, schaue sich nur die vielen bypassoperierten Patienten an, die weiterhin eine Ernährung pflegen, die ihre Arterien verstopfen läßt.

Der Weg zur Harmonie erfordert aktive und bewußte Entscheidungen in unserer Lebensweise. Dabei sollte uns nicht kümmern, daß die Abwendung von einer krankmachenden Lebensweise bei vielen unserer Mitmenschen auf Widerstände und Ablehnung stoßen wird. Wenn wir ernsthaft an einem gesunden spirituellen Leben interessiert sind, müssen wir unsere alten Gewohnheiten und Glaubenssätze aufgeben.

Wir müssen genau betrachten, welche Muster und Verhaltensweisen unseren Zielen entgegenstehen. Alles, was nicht wirklich zu uns gehört, sollten wir aus unserem Leben verbannen. Nach einiger Zeit werden wir uns für jene Lebensmittel entscheiden, die unser körperliches und geistiges Wohlbefinden wie auch unsere Verbundenheit mit dem Göttlichen auf optimale Weise unterstützen.

Als Fleisch essender Footballspieler aus dem amerikanischen Mittelwesten begegnete ich im Alter von 28 Jahren einem Vegetarier. Selbst als ich die spirituellen, geistigen und physischen Vorteile der vegetarischen Ernährung erkannt hatte, benötigte ich noch Jahre, um mich vollständig umzustellen. Die dauerhafte Veränderung der eigenen Ernährungsweise bedarf eines langsamen Aufbaus. Man sollte bei der Umstellung immer bestrebt sein, die bereits erfolgten Veränderungen in das alltägliche Leben zu integrieren, bevor man den nächsten Schritt unternimmt. Zu schnelle Veränderungen führen häufig zur Unausgewogenheit.

Wir können eine unseren persönlichen Bedürfnissen entsprechende Ernährungsweise entwickeln, indem wir neu erworbenes Wissen mit den Erkenntnissen aus unseren Fehlern kombinieren. Als Gandhi nach der für ihn geeigneten Ernährungsform suchte, nahm er alle vier Monate Veränderungen in seinem Kostplan vor. Oftmals fühlt sich eine bestimmte Umstellung nämlich nur in der ersten Woche gut an. Die folgende Zeit offenbart mitunter, daß dieser Schritt unserem Wohlbefinden doch nicht so zuträglich war, wie wir zu Beginn annahmen. Zum Beispiel habe ich häufig Menschen kennengelernt, die ihre Hypoglykämie mit einer sehr eiweißreichen Kost behandelten und sich dabei in den ersten Wochen erheblich besser fühlten. Nach etwa vier bis sechs Monaten hatten sie ihre Hypoglykämie zwar unter Kontrolle, fühlten sich aber insgesamt wesentlich schlechter. Ich vermute, daß es meist ein bis zwei Monate dauert, bevor man die Ansammlung von Giftstoffen im Körper, die eine eiweißreiche Kost mit sich bringt, auch subjektiv wahrnehmen kann. Demgegenüber ist die Umstellung auf eine eiweißarme und vorwiegend aus komplexen Kohlenhydraten bestehende Kostform bei Hypoglykämie auch über längere Zeiträume erfolgversprechend. Der Blutzuckerspiegel kann konstant gehalten werden, und die Giftansammlung aus der Eiweißmast wird beseitigt. Nur auf diese Weise lassen sich bei Hypoglykämie dauerhafte Erfolge erzielen, die durch ein erhöhtes Wohlbefinden und einen verbesserten allgemeinen Gesundheitszustand erkennbar sind.

Ein den individuellen Bedürfnissen Rechnung tragender Kostplan ist notwendig, weil extreme und idealistische Ernährungsweisen, die wir nur unter Aufbietung der gesamten Willensstärke einhalten können, unsere spirituelle Entwicklung eher behindern. Eine interessante Geschichte über Buddha verdeutlicht dies. In seiner asketischen Phase lebte Buddha mehrere Jahre lang ausschließlich von Wurzeln und Knollen. Dabei stand er einbeinig in einem Fluß und übte Yoga. Er wurde dünner und schwächer, bis er schließlich zusammenbrach und ans Ufer trieb, wo ihn eine kleine Schafhirtin fand. Als sie seinen ausgemergelten Zustand sah, reichte sie ihm rohe Milch und Reis. Buddha nahm diese Gaben an und gab sein Konzept von der „spirituell richtigen Ernährung" auf. Obwohl er fortan nur eine Mahlzeit am Tag aß, kehrte seine Lebensenergie rasch zurück. Er setzte sich unter einen Bodhibaum und erlangte nach kurzer Zeit die Erleuchtung. Dies war sicher nicht die Folge seiner Ernährung, doch gab ihm die Nahrung Kraft für seine spirituellen Bemühungen. Die Ernährung ist nicht der alleinige Schlüssel, aber bietet eine wichtige Hilfe auf allen Ebenen unserer Existenz, einschließlich unserer Spiritualität.

Die Kunst des bewußten Essens liegt in den richtigen Nahrungsmengen, um dadurch alle Bereiche unseres Lebens optimal zu fördern. Es geht nicht darum, sich selbst zu kasteien oder so wenig wie möglich zu essen. Eine Ernährung, die unsere Ganzheit unterstützt, bedarf einer gut entwickelten Sensibilität für die kleinsten Details unseres täglichen Lebens. Unsere innere Sehnsucht nach dem Göttlichen sollte uns dabei den Appetit geben und uns zu weisen Entscheidungen führen.

Die Anpassung der Ernährung an die individuellen Bedürfnisse

Bei der Erstellung unseres persönlichen Kostplans sollten wir klare Ziele vor Augen haben. Ein Architekt baut kein Gebäude, ohne sich zuvor über Sinn und Funktion seines Werks Gedanken zu machen. In gleicher Weise können wir bei der Entwicklung unserer ganz persönlichen Ernährungsweise den Sinn, den wir im Leben erkannt haben, in unsere Überlegungen miteinbeziehen. Obgleich dies ein individueller Prozeß ist, habe ich mir erlaubt, Ihnen vier grundlegende Bereiche als Hilfestellung vorzuschlagen:

1. Die Entwicklung einer Ernährungsweise, die das spirituelle Wachstum fördert. Der Körper soll durch die Ernährung erhalten, gereinigt und gestärkt werden, um Geist und Seele als Tempel optimal dienen zu können. Mit einer solchen Ernährungsweise können wir den Belastungen des Alltags mühelos standhalten.

2. Die Entwicklung einer individuellen Ernährung, die es uns ermöglicht, die auf der Erde vorhandenen spirituellen Energien bestmöglich assimilieren, speichern und weiterleiten zu können. Die Ernährung verhilft unserem spirituellen Potential zur vollen Entfaltung. Wenn unsere spirituellen Energien erweckt werden, dienen sie als Katalysator, der es unserem Körper-Geist-Seele-Komplex ermöglicht, Gottes Liebe und Segen leichter zu empfangen.

3. Die Entwicklung einer Ernährung, die all unseren feinstofflichen Energiezentren eine perfekte Ausgewogenheit ermöglicht. Dies ist die organisierende Wirkung der „Regenbogenernährung", die ich in meinem Buch *Ganzheitliche Ernährung und ihre spirituelle Dimension* beschrieben habe.

4. Die Entwicklung von Eßgewohnheiten, die ein Leben in Harmonie mit unseren Mitgeschöpfen und den universellen Naturgesetzen ermöglichen. Indem wir unser Konsumverhalten in Einklang mit den Schöpfungsgesetzen bringen, tragen wir unseren Teil zum Frieden auf der Erde bei.

Folgende individuelle Faktoren müssen bei der Zusammenstellung eines Ernährungsplans berücksichtigt werden: die eigene biochemische Individualität, die verschiedenen Aspekte der Lebensführung, die individuelle Eiweiß-, Kohlenhydrat- und Fettverdauung, das Ausmaß der körperlichen Bewegung, wieviel man täglich meditiert oder betet, die Funktion des Enzymsystems, der Grad an körperlicher Vergiftung und der gegenwärtige allgemeine Gesundheits- und Vitalitätszustand. Auch jahreszeitlich bedingte Veränderungen sowie das politische und soziale Umfeld sind von Belang. Aufgrund dieser vielfältigen Faktoren ist es unmöglich, einen für jeden Menschen geeigneten idealen Ernährungsplan zu erstellen. Auch kein auf der Basis nackter Zahlen erstelltes Computerprogramm vermag all diesen Variablen Rechnung zu tragen.

Es gibt jedoch den menschlichen Biocomputer, der sich in dieser Angelegenheit als äußerst hilfreich erweist. Sein Programm verleiht uns Intuition und Ernährungsinstinkt. Es ermöglicht uns, aus den Folgen unseres Eßverhaltens zu lernen. Es hilft uns zu spüren, was und wieviel wir essen sollten. Um diesen Biocomputer nutzen zu können, müssen wir unseren inneren Botschaften und unserem Befinden unmittelbar nach dem Essen Beachtung schenken. Das in diesem Buch vermittelte Grundlagenwissen hilft die Verantwortung für die eigene Ernährung zu übernehmen. Denn letzten Endes müssen wir die für uns effektivste Ernährungsweise selbst finden.

Wenn wir mit unserem Kostplan experimentieren, müssen folgende Faktoren berücksichtigt werden: wann, was und wieviel wir essen, das Umfeld, in dem wir essen, und unsere emotionale Verfassung während der Nahrungsaufnahme.

Die Zeiten unserer Mahlzeiten sollten möglichst gleich bleiben. Durch diese Regelmäßigkeit erleichtern wir die physiologische Anpassung. Essen wir ein Lebensmittel spät am Abend, wenn die Verdauungskraft stark vermindert ist, hat dieses Lebensmittel mit Sicherheit eine andere Wirkung, als wenn wir es zwischen 7 und 9 Uhr morgens oder zwischen 10 und 14 Uhr zu uns nehmen. In den beiden zuletzt angegebenen Zeiten erreicht die Verdauungskraft ihr Maximum.

Im indischen Ayurveda-Heilsystem gilt die Zeit zwischen 10 und 14 Uhr als optimal für die größte Mahlzeit des Tages. Die Chinesen betrachten die Zeit zwischen 7 und 9 Uhr als ideal. Was für uns persönlich stimmt, müssen wir selbst herausfinden. Dies hängt von unserem Tagesablauf und unserer Körperkonstitution ab. Für Menschen, die abnehmen möchten, ist es sinnvoll, abends nichts mehr zu essen. Am wichtigsten bleibt jedoch das eigene Gefühl, wann man hungrig und durstig ist. Ein Mensch, der nach dem ayurvedischen System als Kapha-Typ eingeteilt wird, sollte gegebenenfalls sechs Stunden Pause zwischen den Mahlzeiten einlegen, während dem Vata-Typ 2-3 und dem Pitta-Typ 3-4 Stunden genügen. Wir werden uns später genauer mit den verschiedenen Konstitutionen beschäftigen.

Wichtig ist auch, auf das Essen und Trinken zu verzichten, wenn man nicht hungrig oder durstig ist. Dies mag selbstverständlich erscheinen, erfordert jedoch in der Praxis einige Disziplin.

Ein stabiles emotionales und geistiges Umfeld ermöglicht uns, die Wirkungsweise bestimmter Lebensmittel zu erkennen. Eine ruhige, friedvolle Atmosphäre, bei der man seine ganze Aufmerksamkeit den Speisen schenkt, hat eine andere Wirkung auf unseren Organismus als das Essen in einem gestreßten, depressiven oder ärgerlichen Zustand. Auch Lesen, Fernsehen und angeregte Unterhaltungen sollten wir lieber für die Zeit nach dem Essen aufsparen. Die Verdauung wird es uns danken.

Wieviel wir essen, ist ein weiterer entscheidender Faktor. Essen wir zuviel von einem Produkt, werden wir nicht die gewünschten Informationen aus dem Lebensmittel aufnehmen können, auch wenn es sehr gesund ist. Nach dem Essen sollten wir stets genug Zeit für eine vollständige Verdauung haben. Wie ein Lebensmittel auf uns wirkt, ist nicht nur davon abhängig, ob es uns schmeckt. Der gesamte Zyklus von Zubereitung, Verdauung, Aufnahme, Energetisierung und Ausscheidung muß berücksichtigt werden. Die Nahrung muß über den gesamten Tageszyklus unser Wohlbefinden fördern, nicht nur während wir sie aufnehmen. Um die vollständige Wirkung eines Lebensmittels zu erkennen, vergehen mitunter bis zu vier Monate. Wie bereits erwähnt, fühlen sich viele Menschen durch die bei Hypoglykämie empfohlene eiweißreiche und fleischbetonte Kost besser. Zunächst erscheint diese Ernährungsweise gesundheitsfördernd zu sein, da sie den Blutzuckerspiegel konstant hält. Außerdem wird durch die übermäßigen Eiweißmengen eine als unangenehm empfundene körperliche Entgiftung vermieden. Fleisch besitzt durch das vom sterbenden Tier produzierte Adrenalin eine aufputschende Wirkung. Der hohe Gehalt an Harnsäure, die in ihrer chemischen Struktur dem Koffein ähnelt, wirkt ebenfalls stimulierend. Es gibt also Faktoren, die zu Beginn auf eine positive Wirkung hindeuten. Nach einigen Monaten wendet sich jedoch das Blatt, und die Menschen fühlen sich zumeist vergiftet und arthritisch. In dieser Phase konsultieren sie mich und fragen nach alternativen Ernährungstherapien.

Wenn wir wissen, wieviel, wann und wo wir am besten essen sollten, müssen wir uns als nächstes damit beschäftigen, was wir essen. Zunächst sollten wir unsere gegenwärtigen Gewohnheiten betrachten. Wie fühlen Sie sich nach dem Verzehr bestimmter Lebensmittel? Alle drei bis vier Tage sollten wir unsere Schwerpunkte in der Ernährung anders setzen, damit wir erkennen, was uns wirklich guttut.

Die gegenwärtigen Ernährungsgewohnheiten, die ich verändern möchte:

täglich wöchentlich

- ❑ ❑ Überessen
- ❑ ❑ rotes Fleisch: Hamburger, Steaks
- ❑ ❑ Schweinefleisch: Kotelett, Schinken, Wurst
- ❑ ❑ Geflügel: Truthahn, Huhn
- ❑ ❑ Fisch: frisch, gefroren oder aus der Dose
- ❑ ❑ fritierte fettige Speisen: pflanzlicher und tierischer Herkunft
- ❑ ❑ unnatürliche Nahrung: Kartoffelchips, die meisten Süßigkeiten und Limonaden, Fast Food
- ❑ ❑ Milchprodukte: Käse, Milch, Joghurt

Wir erhalten hierbei auf verschiedenen Ebenen Informationen. Körperlich stellen sich womöglich Blähungen und Völlegefühl als Folge von Gärungs- und Fäulnisprozessen ein. Darüber hinaus sind erhöhte Schleimbildung sowie geistige und körperliche Trägheit möglich. Auch Allergien und ein vermindertes Selbstwertgefühl können auftreten. Wenn wir genau beobachten, erhalten wir eindeutige Informationen, wie die Ernährung auf unser Wohlbefinden wirkt.

Demgegenüber können wir eine Kostform als geeignet betrachten, wenn sie unsere Verbundenheit mit dem Göttlichen und den Fluß der kosmischen Energien im Körper fördert. Wenn wir uns nach dem Essen schwer und schlapp fühlen, da zuviel Energie für die Verdauungsarbeit abgezogen wird, haben wir offensichtlich das Falsche gegessen. Nimmt unsere Lebensenergie durch das Essen ab und blockiert unsere Verbundenheit mit dem Göttlichen, sollten wir etwas an unserer Ernährung ändern. Fördert hingegen die Ernährungsweise unsere Meditation und unsere Harmonie mit den Naturgesetzen, haben wir die richtige Kostform gefunden. Nach einiger Zeit des Experimentierens und mit etwas Geduld werden wir Speisen und Getränke finden, die uns in allen Bereichen des Lebens optimal unterstützen.

Die Psychologie unserer Eßgewohnheiten

Unsere körperliche, geistige und spirituelle Entwicklung bringt veränderte Ernährungsbedürfnisse mit sich. Die Sensibilität für die Wirkung verschiedener Lebensmittel auf unseren Körper-Geist-Seele-Komplex ist dabei von entscheidender Bedeutung. Die Intuition und der immer feiner werdende Geruchs- und Geschmackssinn signalisieren den neuen Bedarf. Je gesünder wir werden, desto geringer fallen die Nahrungsmengen aus, deren wir bedürfen. Ein besserer allgemeiner Gesundheitszustand ermöglicht uns, die aufgenommenen Produkte optimal zu assimilieren und die in den Lebensmitteln enthaltenen feinstofflichen Energien aufzunehmen.

Für die richtigen Entscheidungen müssen wir zwischen unserer Intuition (die anzeigt, wann, wo, wieviel und was wir essen sollten) und unserer unbewußten Konditionierung unterscheiden lernen. Bei den meisten von uns traten an die Stelle des natürlichen Ernährungsinstinkts unreflektiert übernommene Gewohnheiten, unbewußte psychologische Bedürfnisse, emotionale Assoziationen mit bestimmten Nahrungsmitteln sowie kulturelle und persönliche Muster, die uns zu einer bestimmten Ernährungsweise führten. Die Kunst des bewußten Essens heißt erkennen, was uns wirklich dient. Alles andere sollten wir aus unserem Leben verbannen. Dabei sollten wir uns folgende Fragen stellen:

- Bin ich jetzt wirklich hungrig?
- Esse ich zu schnell und mißachte ich die Signale meines Körpers, bereits satt zu sein?
- Reagiere ich durch das Essen auf andere Bedürfnisse?
- Was versuche ich durch diese Nahrungswahl auszudrücken?
- Ist es wirklich sinnvoll, jetzt zu essen, und wenn ja, könnte ich nicht auch etwas Gesünderes essen?
- Sollte ich meiner Lust aufs Essen tatsächlich nachgeben, oder wäre es nicht sinnvoller, erst einmal etwas anderes zu tun?

Einige dieser Muster sind relativ leicht erkennbar und aufzulösen. Für mich war beispielsweise die Kirschtorte meiner Mutter immer ein besonderer Ausdruck ihrer Liebe. Während meiner Studienzeit hatte ich stets die besten Erinnerungen an Kirschtorte. Als ich jedoch mit der Ernährungsumstellung begann, fühlte ich mich nach dem Verzehr von Kirschtorte nicht mehr so wohl wie früher. Auch der Verzehr von biologischer Kirschtorte konnte mein schwindendes Interesse nicht wiedererwecken. Durch das unangenehme Gefühl von Schwere und Müdigkeit, welches sich nach dem Verzehr von Kirschtorte nunmehr einstellte, verschwand die Vorliebe für meine einstige Lieblingsspeise.

Wenn allerdings das Aufgeben bestimmter Eßgewohnheiten immer so einfach wäre, würden sich nicht zahllose Menschen ungesund ernähren und einen so schlechten Gesundheitszustand aufweisen. Für nicht wenige ist die Aufgabe tiefsitzender Eßgewohnheiten intensive und harte Arbeit, die eine enorme psychische Belastung darstellen kann. In den Vereinigten Staaten und Westeuropa ist eine erschreckend große Zahl der Menschen übergewichtig oder sogar fettsüchtig (10 Kilo und mehr Übergewicht).

In der westlichen Welt gibt es einen solchen Überfluß an Nahrungsmitteln, daß sich die Menschen buchstäblich zu Tode essen. Da Nahrung für die meisten Menschen in unserer Gesellschaft ständig verfügbar ist, flüchten sich viele ins Essen, um sich mit der fehlenden Zufriedenheit im eigenen Leben nicht auseinandersetzen zu müssen. Nach Schätzungen von Dr. Cott sind in den USA 80 Millionen Menschen übergewichtig und davon 45 Millionen fettsüchtig. In der Altersgruppe zwischen 30 und 40 Jahren gelten 40 Prozent der Frauen als fettsüchtig.

Viele übergewichtige Personen fürchten sich, wieder ein normales Gewicht und eine wohlgeformte Figur zu erreichen. Nicht wenige fürchten, durch den Verlust der schützenden Fettschicht sexuell attraktiv zu wirken. Ohne die Geborgenheit verleihende Fettschicht entstehen Ängste bezüglich Sexualität, körperlicher Nähe und Intimität. Manche meinen, daß sie sich durch ein attraktives Äußeres den Neid und die Ablehnung ihrer Freunde zuziehen könnten. Andere fürchten sich vor zuviel Aufmerksamkeit und ihren Folgen. Fett kann zu einem wirksamen Schutz vor menschlicher Nähe werden.

Demgegenüber verbinden manche Menschen mit dem Essen Liebe und Aufmerksamkeit. Viele von uns wurden so programmiert, daß wir uns durch das Essen die Zustimmung und das Wohlwollen unserer Eltern sichern konnten. In vielen Menschen steckt die Erfahrung, daß man anderen damit gefallen kann, wenn man den Teller leer ißt.

Manche Menschen überessen sich, um dadurch Gefühle von Traurigkeit, Ärger, Ablehnung, Angst, Sorgen oder Einsamkeit zu unterdrücken. Mit dem Essen kann man sich betäuben und dem harten Leben ausweichen. Durch das Überessen oder die Essensverweigerung kann man den Eltern oder dem Partner gegenüber Widerstand bieten und eigene Willensstärke demonstrieren. Für manche Menschen ist das, was sie essen oder nicht essen, das einzige in ihrem Leben, was ihre Eltern oder ihr Partner nicht kontrollieren können. Jahrelang wurden uns am Eßtisch tiefsitzende Verhaltensmuster einprogrammiert.

Das Überessen kann ständig neue Schuldgefühle erzeugen und das Selbstwertgefühl mindern. Durch das Essen können wir uns bestrafen und unseren Ärger an uns selbst auslassen. Manche benutzen das Überessen sogar als eine Art langsamen Selbstmord. Menschen, die einmal fast verhungert wären, essen danach häufig exzessive Nahrungsmengen, um die Angst zu unterdrücken, wieder hungern zu müssen.

Wenn wir uns mit den psychologischen Aspekten der Ernährung beschäftigen, wird deutlich, daß nicht nur Eßgewohnheiten die Ursachen für Übergewicht und einen allgemein schlechten Gesundheitszustand sind. Vielmehr müssen wir die zugrunde liegenden Emotionen und Assoziationen berücksichtigen. Diese negativen Gedanken sind der Nährboden, auf dem die schlechten Gewohnheiten erst gedeihen können. Wenn wir uns von diesen einengenden Vorstellungen befreien, wird eine gewaltige Energie freigesetzt. Erst wenn wir über diese körperliche und mentale Energie frei verfügen, wird eine dauerhafte Ernährungsumstellung erfolgversprechend. Man kann durchaus behaupten, daß „schwere" Gedanken auch unseren Körper schwer, träge und schlapp machen. Liebe- und lichtvolle Gedanken hingegen verleihen uns Leichtigkeit und Unbeschwertheit. Daher ist es ungemein wichtig, während des Essens positive und lebensbejahende Gedanken zu fördern. Negative Gedanken, die wir vom Fernsehen oder aus der Zeitung aufnehmen, erschweren die Assimilation der verzehrten Nahrung.

Lebensmittel sind Liebe. Das Leben ist Liebe. Einengende und negative Gedankenmuster erzeugen eine Geisteshaltung von chronischer Unzufriedenheit. Wir suchen dann vergeblich nach Erfüllung. Das ständige Essen und Überessen sind Ausdruck davon. Negative Gedanken behindern die Erfahrung von Liebe in unserem Leben. Trotz aller Bemühungen können wir in diesem frustrierten psychischen Zustand nie optimal genährt sein. Erst wenn wir diese negativen Muster auflösen, kann die Ernährung uns wirklich nähren. Das Muster des chronischen Überessens kann in der Regel schnell aufgelöst werden, wenn wir die zugrunde liegenden negativen Assoziationen beseitigen.

Negativität wird häufig in Form von überschüssigem Körperfett gespeichert. Wenn wir Selbsthaß, Schuld, Depression, Einsamkeit, Hilflosigkeit, Ärger, Haß, Angst vor anderen, Angst vor dem Leben, Selbstmitleid und unbewußte Todestriebe loslassen, verläßt diese gespeicherte destruktive Energie unseren Körper. Es wird möglich, sich von den Fettschichten zu befreien, die uns vor dem Schmerz des Lebens schützen sollten. Das Essen wird wieder ein Vorgang voller Freude und Liebe, Körper und Geist werden leichter und glücklicher.

Viele Menschen haben vor einer vegetarischen Ernährung, insbesondere vor Rohkost, Angst. Sie fürchten, sich dadurch mit zuvor unterdrückten Problemen auseinandersetzen zu müssen. Wenn wir uns von lebendiger Rohkost ernähren, benötigen wir nur geringe Nahrungsmengen, um optimal ernährt zu sein. Wenn wir nur noch wenig Essen aufnehmen, werden uns psychologische Bedürfnisse, die wir zuvor durch das Essen unterdrückt haben, erst richtig bewußt. Mitunter wird die Diskrepanz zwischen der Nahrungsmenge, die unser Körper benötigt, und jener Essensmenge, die wir aus psychologischen Gründen essen, immer größer. Wenn wir weniger essen oder fasten, kommen negative Gedanken an die Oberfläche. Durch große Mengen gekochter Nahrung und insbesondere durch Fleischkost lassen sie sich unterdrücken. Der Verzehr von frischer lebendiger Rohkost läßt die in unserem Körper-Geist-Seele-Komplex gespeicherten Gefühle und Emotionen in unser Bewußtsein gelangen.

Süßigkeiten können uns das illusorische Gefühl von angenehmer Sättigung vermitteln. Wenn sich Menschen innerlich leer oder depressiv fühlen, erhoffen sie sich häufig von Fast-Food oder Süßigkeiten eine Erleichterung ihrer mißlichen Situation. So wie Menschen ihre Sorgen im Alkohol ertränken, versuchen unzählige Menschen, ihre Probleme und ihre Traurigkeit durch den Verzehr von ungesunden Nahrungsmitteln zu vergessen. Dies ist ein gefährlicher Trugschluß. Durch die ernährungsphysiologisch minderwertige Zusammensetzung schädigen solche Nahrungsmittel unsere Gesundheit. Auch die Vorstellung, daß wir uns unserer Sorgen durch Konsum entledigen können, ist eine Täuschung, der bedauerlicherweise viele Menschen anheimfallen. Allerdings werden wir uns durch die Umstellung auf frische Rohkost dieser Illusion bald bewußt.

Depressive Menschen sehen in ungesundem Eßverhalten häufig eine Möglichkeit der süßen, allmählichen Selbstzerstörung. Carol Meer, eine meiner Patientinnen, mit der ich intensiv an der Auflösung ihrer negativen Gedanken- und Glaubensmuster arbeite, ist gerade dabei, ihre Nahrungsabhängigkeit zu überwinden. In einem mir freundlicherweise aus ihrem Tagebuch zur Verfügung gestellten Auszug erläutert sie die Bedeutung, die das Überessen einst für sie hatte:

> *„Ich habe vor kurzem verstanden, warum ich mich über so viele Jahre ungesund ernährt habe. Es gibt in mir tote Punkte, die den Tod herbeisehnen. Anstatt mich diesen Aspekten zu stellen und der Heilung zuzuführen, habe ich den Tod gewissermaßen ‚simuliert', indem ich mich nur noch mit toter Nahrung versorgte. Tote Nahrung hat keine Lebendigkeit mehr in sich und verleiht uns ein falsches Gefühl von Vitalität und Kraft. Es ist ein auf Täuschung basierender Selbstbetrug."*

Ohne die begleitende emotional-mentale Therapie hätte Carol sich kaum heilen können. Die vegetarische rohkostbetonte Ernährung bildet jedoch einen wichtigen Stützpfeiler der Therapie. Die aus einer solchen Kostform resultierende Gesundheit ermöglicht eine neue körperliche Leichtigkeit und Unbeschwertheit. Die Schwingungen des Nervensystems werden so stark erhöht, daß die niedriger schwingenden negativen Gedanken aus dem System gedrängt werden. Negative Gedanken sind mit den hohen Energieschwingungen, die das System immer stärker erfüllen, nicht länger vereinbar. Eine lebendige Rohkosternährung verleiht uns so viel Licht, daß die in uns wohnende Dunkelheit vertrieben wird.

Aus diesem Grunde empfehle ich stets eine langsame Umstellung auf eine vegetarische, rohkostorientierte Ernährung. Die Freisetzung gespeicherter Negativität ist Ausdruck eines gesunden Heilungsprozesses. Bei unseren spirituellen Fastenseminaren gibt es täglich eine Gruppensitzung, in der die Teilnehmer lernen, mit diesen Energien umzugehen und sie einer Heilung zuzuführen.

Die Ernährung ist von essentieller Bedeutung für unser Überleben. Mit dem Essen assoziierte psychische Unausgeglichenheiten stehen in Verbindung mit dem Energiezentrum, welches für unseren Überlebenstrieb verantwortlich ist. Wenn wir uns mit der Nahrungsaufnahme beschäftigen, werden wir daher mit unserem Überlebenstrieb konfrontiert. Können wir die im Unterbewußtsein gespeicherten Ängste überwinden, werden wir in der Lage sein, durch unsere Ernährungs- und Lebensweise das Überleben aller Lebensformen auf dieser Erde zu fördern. Es ist sicher kein Zufall, daß das Welthungerproblem in der heutigen Zeit solch erschreckende Ausmaße angenommen hat.

Wenn wir Ernährungsprobleme wie das ständige Überessen gelöst haben, gelangen die auf der nächsthöheren feinstofflichen Energieebene liegenden Blockaden an die Oberfläche. Das Überleben und die damit einhergehende Notwendigkeit der Nahrungsaufnahme ist unser grundlegendes physiologisches Bedürfnis. Die als nächstes in unser Bewußtsein gelangenden Bedürfnisse sind Sexualität und Kreativität. Ohne die vor Intimität schützende Fettschicht müssen wir uns der Sexualität stellen. Nicht selten treten dabei unterdrückte sexuelle Bedürfnisse zutage.

Ernährungsprobleme sind häufig mit vielen anderen Problemen gekoppelt. Wenn ein Mensch Gewicht verliert, werden bestimmte Muster freigesetzt. Um diese verarbeiten und auflösen zu können, muß man sich Zeit nehmen. Ein zu schnelles Abnehmen kann zu starker psychischer Unausgeglichenheit führen.

Durch meine Erfahrung als Psychiater weiß ich um die Wichtigkeit der psychologischen Betreuung als integralen Bestandteil einer ganzheitlichen Ernährungstherapie. Um die Heilung negativer Muster zu beschleunigen und die Menschen von ihrem Therapeuten unabhängig zu machen, veranstalte ich einen Selbstheilungskurs, der das Erkennen und Auflösen von begrenzenden negativen Gedanken ermöglicht. Dieses Seminar nenne ich den Nullpunktprozeß. Dabei lernen die Teilnehmer, jene Ebene zu erreichen, die ihr wahres Wesen ausmacht. Diese reine Seinsebene existiert bereits vor dem Erscheinen aller Gedanken und Glaubensmuster über Nahrungsmittel oder unsere Persönlichkeit. Diese Ebene ist der sogenannte „Nullpunkt“. Von dort können wir unsere Gedanken beobachten und gegebenenfalls auflösen, damit sie keine Macht mehr über uns besitzen. Die in diesem Seminar gelehrten Techniken sind einfach und wirkungsvoll. Manche tiefsitzenden Probleme können in nur einer Stunde aufgelöst werden. Der Erfolg ist aber immer von der Bereitschaft abhängig, die negativen Muster auch aufzugeben.

Wenn wir durch die Änderung unserer Eßgewohnheiten abnehmen wollen, müssen wir uns sowohl die Gründe für das Abnehmen wie auch jene, die dagegen sprechen, vor Augen halten. Dadurch erkennen wir den Sinn unserer eigenen Widerstände. Ihnen durch Affirmationen oder andere Unterdrückungsmechanismen auszuweichen, verspricht keinen dauerhaften Erfolg. Folgende Aspekte bereiten oft Schwierigkeiten: zwischenmenschliche Manipulationen durch das Eßverhalten; Angst vor Veränderungen; geringes Selbstvertrauen und Selbstwertgefühl; einengende Glaubenssätze; fehlende Bereitschaft, familiäre und kulturelle Muster aufzugeben; das unbewußte Gefühl, durch Übergewicht bestimmte Vorteile zu haben.

Häufig auftretende Widerstände und Entschuldigungen:

- Durch meine Gewichtsprobleme bestrafe ich mich selbst. Ich zeige damit der Welt, daß ich nichts wert bin. Ich lebe mit meinen Schuldgefühlen, weil ich es nicht anders kenne. Ich weiß nicht, was ich tun würde, wenn mit mir alles in Ordnung wäre.

- Ich mag es, zu nörgeln und Selbstmitleid zu empfinden. Es sichert mir die Sympathie und Aufmerksamkeit meiner Eltern und Freunde. Dies würde ich durch das Abnehmen verlieren.

- Übergewicht ist eine gute und sichere Entschuldigung, nicht erfolgreich zu sein. Erfolg und Macht bereiten mir Angst. Ich würde meine Minderwertigkeitsgefühle aufgeben müssen. Wäre ich erfolgreich, würden andere neidisch werden und mich meiden.

- Übergewicht schützt mich vor sexueller Intimität und vor zu engen Beziehungen. Es beweist, daß ich es nicht wert bin, geliebt zu werden.

- Essen ist „safe sex". Essen ist sinnlich. Es ist einfach und immer verfügbar.

- Das Essen ist wie ein guter Freund. Es ist mein einziger verläßlicher Freund. Für das Essen lohnt es sich, nach Hause zu kommen.

- Durch das Essen fühle ich mich mit dem Leben und mit der Welt verbunden.

- Essen ist eine Sucht, ohne die ich nicht leben kann. Es ist ein Ersatz für eine erfüllende Liebesbeziehung.

- Durch mein Übergewicht werde ich von meinen Eltern geliebt und akzeptiert. Wenn ich erfolgreich bin und abnehme, strafe ich meine Eltern Lügen, die mich immer für wertlos hielten. Meine Eltern waren beide übergewichtig, und ich würde mich durch das Abnehmen von ihnen unterscheiden. Wenn ich keine Süßigkeiten mehr äße, würde meine Mutter mich ablehnen. Süßigkeiten waren der einzige Liebesbeweis, den ich von meiner Mutter je bekam. Ich will mir nicht die Ablehnung meiner Eltern zuziehen.

- Indem ich übergewichtig bin, beweise ich, daß das Leben nicht funktioniert. Ich genieße es, dem Leben gegenüber negativ eingestellt zu sein. Ich will dies nicht verändern. Wenn ich mich gut fühlen würde, könnte ich nicht mehr ärgerlich und unzufrieden sein.

- Es ist eine Sünde, an Sex zu denken und seinen Körper zu lieben.

- Wenn ich gesund wäre, gäbe es nichts mehr, worüber ich reden und mich beschweren könnte. Ich habe Angst, mich gut zu fühlen. Ich mag es, mich zu sorgen. Ich habe Angst vor einer Veränderung meiner Lebenseinstellung.

- Das Essen hilft mir, meine Einsamkeit und Traurigkeit, meinen Streß und Schmerz zu vergessen. Durch das Essen kann ich meine Gefühle leicht unterdrücken.

- Durch das Überessen und mein Übergewicht betäube ich mich. Ich muß mich nicht dem Schmerz und der Verantwortung des Lebens stellen. Ich muß dadurch nicht erwachsen werden.

- Ich will sterben. Das Leben ist zu hart und zu anstrengend. Ich will mich nicht lebendig und gesund fühlen.

➢ Viele Nahrungsmittel unterdrücken den Frieden, die Freude meiner Spiritualität und meine Beziehung zu Gott. Ich fürchte mich vor meinem inneren Licht und vor Gott. Es ist sicherer, noch mehr Eis zu essen.

Wenn die uns blockierenden Glaubenssätze und Denkmuster aufgelöst werden, sind wir frei für ein wirklich gesundes und harmonisches Leben. Auf keinen Fall sollte man strenge Diätpläne einhalten. Sie sind häufig harte Bestrafungen an sich selbst. Wir zementieren durch das Befolgen unflexibler Diätprogramme nur die eigenen Schuld- und Minderwertigkeitsgefühle. Das ganze wird noch schlimmer, wenn wir die Diät beenden. Zuerst müssen immer die destruktiven Gedanken und Gefühle aufgelöst werden, bevor eine Ernährungstherapie erfolgreich sein kann. Ist dieser grundlegende Schritt vollzogen, wird es leicht, so zu essen und zu leben, daß wir Gesundheit, Liebe, Harmonie und Gottverbundenheit empfinden. Die Freude der Gottverbundenheit vermindert unseren Appetit, da wir bereits von innen her erfüllt und genährt sind.

Das körperliche Verlangen nach Nahrung hat seine Wurzeln in dem Bedürfnis der Seele nach spiritueller Entfaltung. Die Verbindung mit dem Göttlichen verleiht uns so viel inneren Frieden, Erfüllung und Glückseligkeit, daß die grobstoffliche Nahrung uns nicht mehr aus dem Gleichgewicht bringen kann. Das ewige Streben nach vollkommener Freude wird damit auf höchster Ebene erfüllt.

Wenn wir uns Gott hingebungsvoll nähern, wird sich die Harmonie von Ernährung und Körper einstellen. Auf natürliche Weise entsteht ein positives Selbstbild. Eine meiner Patientinnen hatte 40 Kilo Übergewicht. Unzählige Diäten waren vergeblich gewesen. Nach dem Nullpunktseminar stellte sich bei ihr der Wunsch ein zu fasten. Durch die neu gelernten Techniken konnte sie die Ablehnung und den Ärger gegenüber ihrer Mutter auflösen, die eine schlanke Gesundheitsfanatikerin war. Aus Protest gegen die Mutter lebte sie im gegenteiligen Extrem und schadete dadurch ihrer Gesundheit. Mit den Nullpunkttechniken verlor sie bereits nach einer Stunde ihren sonst permanent vorhandenen Heißhunger. Völlig überrascht stellte sie fest, daß sie sich während des Fastens ausgezeichnet und wohlgenährt fühlte.

Es gibt kein allgemeingültiges Programm. Wir müssen uns den Geheimnissen der eigenen spirituellen Entwicklung anvertrauen. Einst hielt ich zur Winterszeit ein Nullpunktseminar im eiskalten US-Bundesstaat Maine. Da ich zuvor im warmen Kalifornien gewesen war, empfand ich den Klimaschock als belastend. Ich paßte mich dieser plötzlichen Temperaturveränderung an, indem ich dreimal mehr aß als normalerweise. Durch die gewaltigen Nahrungsmengen erzeugte ich in meinem Körper die nötige Wärme. Meine Gastgeber hatten kurz davor ein Ernährungsseminar von mir besucht, in dem ich mich abfällig zu übermäßigem Essen geäußert hatte. Verständlicherweise waren sie über die von mir vertilgten Nahrungsmengen überrascht. Ich erklärte ihnen, daß ich nur meinem natürlichen Instinkt folgen würde. Während eines Nullpunktseminars verliere ich meist zwei Kilo, und womöglich versuchte mein Körper, diesem Gewichtsverlust durch gesteigerten Appetit entgegenzuwirken. Am Ende des Seminars stellte ich erstaunt fest, daß ich trotz der außergewöhnlichen Eßmengen meine üblichen zwei Kilo verloren hatte. Als ich aus Maine ins sonnige Kalifornien zurückkehrte, pendelte sich auch mein Appetit wieder auf dem normalen Niveau ein. Wenn wir aus warmen Klimazonen in sehr kalte Gegenden kommen, kann eine Steigerung des Nahrungsvolumens durchaus sinnvoll sein. Dieses Beispiel verdeutlicht, daß rigide Ernährungsprogramme nichts bringen. Sie vermitteln uns höchstens das trügerische Gefühl, daß wir alles unter Kontrolle haben. Aus spiritueller Sicht besitzen wir jedoch nie die Kontrolle.

Bei unseren Bemühungen um die richtige Ernährungsweise sollten wir uns stets auf die eigene Beobachtung und Intuition verlassen. Nachdem ich einige Zeit morgens eingeweichte Nüsse und Samen mit Früchten gegessen hatte, fühlte ich mich mittags noch stark gesättigt. In meinem Urin fand sich Indikan, ein Giftstoff, der von Bakterien abgegeben wird, die auf unvollständig verdauter Nahrung im Dickdarm wachsen. Als ich die Nüsse und Samen wegließ und morgens nur noch Früchte aß, zeigte sich kein Indikan mehr, und auch das bis in den Mittag reichende Sättigungsgefühl verschwand. Ich empfand, daß mein Körper einen weiteren Schritt zur optimalen Gesundheit vollzogen hatte. Ich benötigte immer weniger Nahrung, um dennoch bestens versorgt zu sein.

Wenn die unseren ungesunden Gewohnheiten zugrunde liegenden Denkmuster beseitigt werden, kommt dies einer ungemein wohltuenden Befreiung gleich. Wir können frei entscheiden, ob wir essen möchten oder nicht. Intuitiv fühlen wir uns zu bestimmten Lebensmitteln hingezogen, die für uns gesund sind. Wir benötigen immer geringere Nahrungsmengen bei einer stetig wachsenden Freude am Essen. Wir schenken den Lebensmitteln, die wir verzehren, wesentlich mehr Aufmerksamkeit als früher. Dadurch können wir sie bewußter genießen. Alles wird von uns besser verwertet, da wir immer empfänglicher für die Gaben der Liebe werden.

Körper und Geist beeinflussen sich gegenseitig

Der Geist spielt in vielerlei Hinsicht eine wichtige Rolle bei der Ernährung. Unsere Einstellung und unsere Glaubenssätze über das Essen sind mindestens so bedeutsam wie das, was wir essen. Theoretisch könnten wir durch positives Denken die Naturgesetze sogar außer Kraft setzen, so daß selbst Fast-Food und Süßigkeiten gesundheitsförderlich wirken. Allerdings würde ich niemandem empfehlen, dies zu versuchen. Warum sollen wir unsere Energie verschwenden, um gegen die Naturgesetze zu arbeiten? Warum nicht mit ihnen in Harmonie leben? Der Geist ist sicher stärker als der Körper, aber es erscheint mir unsinnig, mit unserer geistigen Energie die Wirkungsweise ungesunder Nahrungsmittel zu manipulieren. Ganz zu schweigen von der Tatsache, daß den meisten Menschen dies ohnehin nicht gelingt und nur zu einer schlechteren Gesundheit führt.

Langfristig gesehen ist es gesünder und sinnvoller, nach Harmonie mit den Naturgesetzen zu streben. Die in den USA sehr bekannte Autorin Terry Cole Whittiker, die den Menschen die Macht des Geistes über die Materie nahebringt, dachte früher, daß es gleich sei, was man ißt, da nur eine positive Geisteshaltung wahre Gesundheit hervorbringen könne. Obgleich dies aus absoluter Sicht sicher zutrifft, hat solch eine Einstellung auch ihren Preis. Wir könnten uns fragen: „Kann ich meine kostbare mentale Energie nicht sinnvoller einsetzen als zur Vermeidung von gesundheitsschädigenden Folgen meiner Ernährungsweise?" Als Terry Cole Whittiker die Vorzüge der frischen Rohkost kennenlernte, machte sie diese zu ihrer Dauerernährung und empfiehlt sie mittlerweile auch ihren Schülern. Seitdem hat sie über 20 Kilo abgenommen und sieht jünger und vitaler aus als früher.

Gott bietet uns durch die Mutter Natur das Königreich der frischen natürlichen Lebensmittel an. Warum essen wir weiterhin minderwertige und gesundheitsschädigende Nahrungsprodukte, wo doch ein wahres Paradies an vollkommenen, frischen biologischen Lebensmitteln bereitsteht?

Machen Sie einen Selbstversuch

Die Lebensmittel, die wir essen, beeinflussen unseren körperlichen, emotionalen, mentalen und spirituellen Zustand.

Beobachten Sie, wie Sie sich nach dem Verzehr bestimmter Lebensmittel oder nach übermäßigem Essen fühlen. Wenn Ihre Handschrift oder Ihre Sehfähigkeit durch den Verzehr eines bestimmten Nahrungsmittels beeinträchtigt werden oder Ihre Pulsfrequenz 30-60 Minuten nach dem Essen um 20 Schläge pro Minute steigt, haben Sie womöglich eine Allergie.

Essen Sie das gleiche Lebensmittel vier Tage lang jeweils zur gleichen Zeit.

	Was ich gegessen habe	Wie ich mich nach 1 Stunde fühlte	Wie ich mich nach 2-3 Stunden fühlte	Wie ich mich den Rest des Tages fühlte
MORGEN				
MITTAG				
ABEND				

2

Die Assimilation der Energien von Mutter Natur

Unsere Lebensmittel sind Gottes Liebesbotschaften. Wenn wir uns die Zeit nehmen, sie zu entschlüsseln, trägt das Essen zur Erweiterung unseres spirituellen Bewußtseins bei. Durch die Nahrung können wir Gottes Präsenz in unserem Leben wahrnehmen. Die Assimilation der Nahrung ist das Zusammenspiel der energetischen Kräfte in den Lebensmitteln mit unseren körpereigenen Energien. Es gibt verschiedene Ebenen der Nahrungsassimilation. Wir stellen uns die Fragen: Was genau passiert, wenn ich esse? Könnte ich noch bewußter essen? Wie würde sich das anfühlen, und was ist mir zuvor entgangen? Ich lade Sie ein, mit mir gemeinsam diesen Fragen nachzugehen.

Durch die Nahrungsaufnahme sind wir mit der Natur verbunden. Wir können uns mit den Speisen Zugang zu den lebenserhaltenden Energien von Mutter Natur verschaffen. Durch den Verdauungs- und Assimilationsvorgang geben die Nahrungsmittel ihre Eigenidentität auf und vereinigen sich mit der Identität desjenigen, der sie verzehrt. Bei jeder Nahrungsaufnahme nehmen wir die in den Lebensmitteln gespeicherten Kräfte der Natur auf. Mit jedem Bissen werden wir der Erfahrung unserer liebevollen Verbindung mit Mutter Natur teilhaftig.

Unsere Nahrung ist Gottes Liebesbotschaft an uns, geschrieben mit den Strahlen der Sonne. Sie sagt uns „Ich liebe dich", „Ich werde mich um dich kümmern und dich mit den Gaben meiner Erde versorgen". In unserer Nahrung sind durch den Einfluß von Sonne, Erde, Wasser und den Menschen, die sie angebaut, geerntet und zubereitet haben, bestimmte Informationen enthalten. Wenn wir uns die Zeit nehmen, die Liebesbotschaft zu lesen, indem wir andächtig kauen und uns die in der Nahrung gespeicherten Mitteilungen vergegenwärtigen, wird die Assimilation unserer Nahrung um eine völlig neue Dimension bereichert. Es ist eine besondere Art, Gottes Segen zu empfangen; ein heiliges Sakrament, das bewußt und andächtig erfahren werden sollte.

Die Assimilation ist das dynamische Zusammenspiel zwischen den Kräften der Natur und jenen des menschlichen Organismus. Ein altes arabisches Sprichwort sagt: „Durch das Essen werden wir krank, durch das Verdauen werden wir gesund." Während der Nahrungsassimilation beeinflussen uns die physischen und energetischen Kräfte der Nahrung auf physischer, emotionaler, mentaler und spiritueller Ebene.

Die Vorstellung, daß uns jedes Lebensmittel mit seinen spezifischen Energien prägt, ist für viele Menschen in unserer Gesellschaft neu und ungewohnt. Doch seit Tausenden von Jahren haben ayurvedische Ärzte, chinesische Akupunkteure, Heiler und westliche Naturheilkundige das Bewußtsein um diese Zusammenhänge in ihren Heilungsbemühungen eingesetzt. In seinem Werk *The Spiritual Properties of Herbs* schreibt Gurudas: „Ein Heilkraut vermittelt als natürliche Substanz Heilung und enthält zudem noch eine spirituelle Botschaft."

Die Vorstellung, daß Pflanzen, Bäume und Sträucher emotionale, mentale und spirituelle Wirkungen auf uns ausüben, wurde durch die bahnbrechende Arbeit des außergewöhnlichen englischen Arztes Dr. Edward Bach bestätigt. In den dreißiger Jahren gab Bach seine erfolgreiche Arztpraxis auf und zog aufs Land, wo er durch Kommunikation mit der Natur die Therapie der 38 Bachblüten entwickelte. Die Bachblüten wurden durch eine Energieübertragung der Sonnenstrahlen hergestellt. Bach entdeckte, daß jede so hergestellte Bachblüte eine spezifische emotionale, mentale oder spirituelle Wirkung entfaltet, die im Menschen eine natürliche Harmonie zu erzeugen vermag. Ich selbst bin seit 1972 mit der Bachblütentherapie vertraut. Immer wieder beeindrucken mich die Heilerfolge, die zunächst im feinstofflichen energetischen Bereich beginnen, bevor sie sich auch im Physischen manifestieren.

Die Assimilation von Energie und Information aus dem nichtmateriellen Bereich ist bislang wissenschaftlich weder bewiesen noch widerlegt worden. Daher sollten wir uns bei der Betrachtung dieser Phänomene nicht nur auf unsere materialistisch-mechanistisch geprägte, rational denkende linke Gehirnhälfte verlassen. Wir sollten uns vielmehr von unserem intuitiven Verständnis leiten lassen. Dadurch finden wir Zugang zu einem Konzept, in dem alles als eine Verdichtungsform von Energie angesehen wird. In diesem neuen Paradigma, dessen Grundlage die moderne Physik schuf, werden wir auf den verschiedenen Daseinsebenen durch die subtilen Energien und Wirkstoffe, die unsere Nahrung enthält, beeinflußt. Wenn

Ihnen dieses Konzept hilft, die Qualität und Klarheit Ihrer Ernährung und Ihres täglichen Lebens zu fördern, sollten Sie es übernehmen.

Unsere Lebensmittel, insbesondere jene pflanzlichen Ursprungs, sind eine Verdichtung von Sonnenenergie, noch subtileren Energien der Sterne und anderer Quellen im Universum. Wissenschaftler haben nachgewiesen, daß die Erde ständig mit Strahlungen aus dem Weltall bombardiert wird. Sie stammen vom Mond, von weit entfernten Sternensystemen und anderen Strahlungsquellen im Universum. Pflanzen nehmen diese Strahlungen in ihr Energiesystem auf und übertragen sie dann auf den Menschen, der diese Pflanzen ißt. Aus spiritueller Sicht sind diese Energien Verdichtungen der göttlichen kosmischen Energie. Während des Essens werden die verschiedenen in unseren Lebensmitteln gespeicherten Energieformen von uns übernommen. Wir können gewissermaßen das ganze Universum in unserer Nahrung schmecken.

Feinstoffliche Assimilation

Am wichtigsten bei der Ernährung ist nicht, wieviel feste oder flüssige Nahrung wir zu uns nehmen, sondern ob wir in der Lage sind, die aufgenommenen Produkte vollständig zu verwerten. Um dies zu ermöglichen, sollten wir uns angewöhnen, die Speisen ausreichend lange im Mund einzuspeicheln. Der Schlüssel zu einer guten Verdauung ist die Umwandlung eines jeden Elements in eine subtilere Form. Daher sollten wir die Nahrung so lange kauen, bis sie die in ihr gespeicherten feinstofflichen Energien freigibt. Die in unserem Mund und entlang des gesamten Verdauungssystems vorhandenen Rezeptoren können dann die optimale Assimilation der Nahrung einleiten. Alle Lebensmittel setzen ihre subtilen Energien zu unterschiedlichen Zeiten und an verschiedenen Stellen entlang des Verdauungstrakts frei. Diese Energien werden von unserem Körper resorbiert und zu den verschiedenen Organen, Drüsen und feinstofflichen Energiezentren transportiert. Durch intensives Kauen werden feste in flüssige Bestandteile umgewandelt und die Freisetzung subtiler Energien aus den Lebensmitteln eingeleitet.

Ideal wäre, jeden Bissen 40- bis 100mal zu kauen. Dieses intensive Kauen wird auch als „Fletchern“ bezeichnet, da Dr. Fletcher diese Praxis populär machte. Ich selbst konnte mich nie durchringen, so lange zu kauen, obwohl ich verstand, daß der Kauvorgang die enzymatische Assimilation erleichtert.

Das intensive Kauen erschließt die Zellwände der Lebensmittel und setzt die in den Pflanzenzellen vorhandenen Enzyme frei. Eines dieser Enzyme ist Zellulase, das wir in unserem Körper nicht selbst herstellen können. Durch die Zellulase können wir die alle Pflanzen außen umgebende Zelluloseschicht besser abbauen, die eine vollständige Verdauung von Pflanzennahrung behindert.

Erst als ich mich mit den in unseren Lebensmitteln gespeicherten feinstofflichen Energien beschäftigte, kaute ich lange und gründlich. Ein intensiver Kauvorgang ist die Voraussetzung für die Aufnahme subtiler Energien. Wir sollten das Kauen nicht als mechanischen Vorgang betrachten, sondern uns dabei auf die feinstofflichen Energien konzentrieren. Durch das Essen können wir den harmonischen Austausch mit der Natur vertiefen.

Das Bewußtsein um diese subtilen Assimilationsvorgänge setzt voraus, daß wir uns während des Essens nicht mit Fernsehen, Lesen und angeregten Unterhaltungen ablenken. Je mehr wir uns beim Essen auf die Speisen konzentrieren, um so positiver wird auch deren Wirkung auf uns sein. Unterhalten kann man sich auch nach dem Essen. Mir ist bewußt, daß dies für viele Menschen eine gewaltige Umstellung bedeutet. Ich selbst brauchte lange, um mir das Zeitunglesen während des Essens abzugewöhnen.

Unsere Aufmerksamkeit vollständig auf die göttlichen Gaben zu richten, ist eine kraftvolle spirituelle Übung. Nicht jeder betet und denkt regelmäßig an Gott oder liest in spirituellen Schriften. Doch nahezu alle Menschen nehmen sich Zeit, um zu essen. Wenn unser Herz und unser Geist die Nahrung als Gottes

Liebesbotschaft erfahren, nähren wir uns nicht nur körperlich, sondern fördern mit jeder Mahlzeit auch unser spirituelles Bewußtsein und unsere Dankbarkeit gegenüber Gott. Wir finden einen neuen Bezug zu der Aussage: „Unser täglich Brot gib uns heute." Bewußtes Essen ermöglicht uns, dreimal am Tag Gottes Liebe zu empfangen. Wir können dadurch unser Herz für Gott öffnen und Gottes Präsenz in unserem Leben deutlich wahrnehmen.

Um den Austausch mit der Natur zu vertiefen, bedarf es eines reinen, auf das Göttliche gerichteten Bewußtseins. In diesem Zustand spüren wir, wie die subtilen Energien während des Kauens allmählich freigesetzt werden. Dabei müssen wir unseren Geist nicht mit dem stupiden Zählen unserer Bissen belasten. Ein Lebensmittel wird bei der Assimilation ständig transformiert: vom festen in den flüssigen Zustand, dann in den gasförmigen und schließlich in einen feinstofflichen oder ätherischen Zustand. Dies erfordert nicht nur gründliches Kauen, sondern auch eine tiefe, ruhige Atmung. Wir sollten während der Mahlzeiten immer wieder eine Pause einlegen, um mit vier oder fünf tiefen Atemzügen den Assimilationsprozeß zu unterstützen. Jesus sprach im *Friedensevangelium der Essener* (S. 50):

> *„Und wenn ihr eßt, habt über euch den Engel der Luft und unter euch den Engel des Wassers. Atmet tief und lang bei allen euren Mahlzeiten, daß der Engel der Luft eure Mahlzeiten segnet. Und kaut eure Nahrung gut mit euren Zähnen, daß sie zu Wasser wird, und daß der Engel des Wassers sie in eurem Körper zu Blut umwandeln kann. Und eßt langsam, als ob es ein Gebet sei, das ihr dem Herrn widmet. Denn wahrlich, ich sage euch, die Macht Gottes fließt in euch, wenn ihr auf diese Art an seinem Tisch eßt."*

Die Vorbereitung auf das Essen

Es ist nicht nur wichtig, wie wir unsere Speisen zubereiten, sondern auch, wie wir uns selbst auf das Essen vorbereiten. Dies verdeutlicht eine Geschichte über den griechischen Weisen Epikur (342-270 v. Chr.). In der englischen Sprache ist das Wort „epicure“ oder „epicurean“ ein Synonym für Feinschmecker. Einst wußte jeder davon, wie wunderbar es ist, mit Epikur zu speisen. Ein König kam von weit her gereist, um sich selbst davon zu überzeugen. Der König war schockiert, als er Epikur in einfachen Verhältnissen mit nur einer Scheibe Brot und etwas Salz sitzen sah. Jedoch war der König selbst weise und hütete sich vor einem vorschnellen Urteil. Er öffnete seinen Geist, um die subtileren Ebenen des Bewußtseins und der Freude wahrzunehmen, die sich Epikur selbst beim Verzehr der einfachsten Speisen zu erschließen vermochte. Der König geriet mit jedem Bissen in größere Ekstase, versprach Epikur die Erfüllung jeden Wunsches und bot ihm sogar die Hälfte seines Königreiches an. Zu seiner Überraschung lehnte Epikur dankend ab und begründete dies mit den Worten: „Es ist genug, einfach zu sein. Alles andere ist unnötig.“ Der König ließ sich jedoch nicht so leicht abweisen. Um ihn zufriedenzustellen, bat Epikur schließlich um ein Pfund Butter. Er zeigte dem König, daß eine gute Mahlzeit vom Bewußtsein des Speisenden abhängt und wie dieser seine Nahrungsaufnahme zu zelebrieren vermag. Opulente Mahlzeiten und Speisesäle sind von untergeordneter Bedeutung. Nur das Bewußtsein entscheidet, wieviel Freude man aus dem harmonischen Austausch mit der Natur bezieht.

Indem uns die in den Lebensmitteln gespeicherten feinstofflichen Energien bewußter werden, ändert sich auch unsere Einstellung zur Speisenzubereitung. Wir können die spezifischen Energien bestimmter Lebensmittel wesentlich besser wahrnehmen, wenn wir jeweils nur ein Produkt essen. Wenn ich zum Beispiel Salat esse, verwende ich nur drei oder vier verschiedene Gemüse. Obst und Gemüse teile ich stets in größere Stücke, damit ich die Eigenarten eines jeden Lebensmittels noch schmecken kann. Wenn wir alles zu klein schneiden und miteinander vermischen, können wir die spezifischen Geschmacksrichtungen und Energien nur noch diffus wahrnehmen.

Das Hinzufügen bestimmter Gewürze vermag die Wahrnehmung der Lebensmittelenergien zu unterstützen. Sinnvoll eingesetzt können sie den Geschmack der Lebensmittel verstärken und verfeinern. Jedes Gewürz hat eine ihm eigene Energie, die auf die verschiedenen psychophysiologischen Konstitutionen ausgleichend und harmonisierend wirken kann. Diese heilende Wirkung ist eine weitere Bereicherung des Assimilationsvorgangs. Wenn wir uns bei jeder Mahlzeit auf wenige verschiedene Lebensmittel beschränken, erleichtert dies unsere Verdauung und Assimilation erheblich. Im *Friedensevangelium der Essener* (S. 47) spricht Jesus:

> *„Und wenn ihr an ihrem Tische eßt, eßt alle Dinge, so wie sie auf dem Tisch der Erdenmutter gefunden werden. Kocht nicht, noch mischt alle Dinge miteinander, damit eure Eingeweide keine dampfenden Sümpfe werden."*

Unsere Beziehung zum Essen

Ein weiterer wichtiger Aspekt des bewußten Essens ist unsere Beziehung zu den Lebensmitteln. Wenn wir die Natur zur Befriedigung unserer eigenen Wünsche nach Belieben ausbeuten, werden wir die Lebensmittel und andere Gaben der Natur nicht angemessen schätzen können. Erkennen wir jedoch die Menschheit als einen Teil des Ganzen, wird sich unsere Einheit und Harmonie mit der Natur offenbaren. Wenn wir unsere Lebensmittel segnen und mit Dankbarkeit und Respekt aufnehmen, werden sie uns mit Liebe und Energie erfüllen. Indem wir uns bewußtmachen, daß die Frucht oder Pflanze, die wir verzehren, ihre individuelle Existenz aufgibt, um uns zu dienen, wird das Essen zu einem kraftvollen und heiligen Vorgang.

In manchen Kulturen werden die Lebensmittel der Natur oder Gott geopfert. Bei den Cherokee-Indianern Nordamerikas werden die Speisen allen vier Himmelsrichtungen und einem Aspekt der Natur geopfert. In der hinduistischen Tradition werden die Speisen vor dem Verzehr Gott gewidmet. Lebensmittel können auch Opfergaben an ein heiliges Feuer, ein Tier oder einen anderen Menschen sein. Durch diese Rituale vergegenwärtigt man sich sowohl die Freude des Gebens als auch die Freude des Empfangens. Diese Praxis habe ich in nahezu jedem Haus beobachtet, das ich in Indien besuchte. Das Opfern des Essens symbolisiert unsere Dankbarkeit für die Gaben der Natur. Es erinnert uns daran, wie wir durch unsere Nahrung mit allen Kindern Gottes verbunden sind.

Unsere Gedanken beeinflussen die Lebensmittel

Außer den physischen Wirkstoffen und den Energien der Pflanzen nehmen wir auch die Gedanken jener Menschen in uns auf, die die Lebensmittel angebaut, geerntet und zubereitet haben. Wenn die Lebensmittel von einem biologischen Bauern stammen, der sich der Erhaltung der Natur verpflichtet fühlt, werden die von ihm verkauften Lebensmittel eine andere Energie in sich tragen als die Produkte der hochtechnisierten multinationalen Landwirtschaftskonzerne. Natürliche und liebevolle Bodenpflege ermöglicht das Gedeihen von gesunden Pflanzen. Eine von Kunstdünger, Pestiziden und Herbiziden abhängige Landwirtschaft erzeugt Produkte, die für die Erntearbeiter und die Konsumenten giftig sind. Wenn unsere Nahrungsmittel von Arbeitern geerntet werden, die sich betrogen und ausgebeutet fühlen, tragen sie eine andere Energie in sich als Lebensmittel, die mit Dankbarkeit, Freude und Liebe von naturverbundenen Menschen geerntet werden. Wird unsere Nahrung mit Liebe und im Bewußtsein unserer Einheit mit der Natur und mit Gott zubereitet, erhöhen sich dadurch ihre Schwingungen. Dies fördert die Gesundheit und Heilung auf allen Ebenen unseres Seins.

Marcel Vogel, der 29 Jahre lang als Forscher bei IBM arbeitete, erbrachte den experimentellen Beweis, daß sich die Struktur und der Geschmack von Wasser verändern, wenn man liebevolle Gedanken hineingibt. Bei seinen Experimenten bat Vogel einige Personen, liebevolle Gedanken ins Wasser zu projizieren. Dann ließ er andere Personen den Geschmack des Wassers beurteilen. Alle fanden das „mit Liebe angereicherte" Wasser wesentlich süßer und wohlschmeckender als „normales" Wasser. Daraufhin testete er das Wasser mit Nuklear-Magnetresonanzgeräten und stellte fest, daß sich der Verbindungswinkel der Sauerstoff- und Wasserstoffatome im „mit Liebe behandelten" Wasser verändert hatte. In anderen Kulturen wird aus diesem Grunde empfohlen, bei der Lebensmittelzubereitung den Namen Gottes zu singen.

Ein eindrucksvolles Bild liefert die Geschichte von einem indischen Mönch. Der Mönch war sehr bescheiden, meditierte regelmäßig und aß nur Lebensmittel, die er im Wald fand. Es war damals üblich, daß Könige und Adlige während des Monsunregens Mönchen eine Unterkunft gewährten. Der König, der unseren Mönch aufnahm, war sehr gierig. Auch sein Koch steckte voller Gier. Während der Regenzeit mußte der Mönch täglich die von dem gierigen Koch des gierigen Königs zubereiteten Speisen essen. Nach einiger Zeit stellten sich im Geist des Mönchs gierige Gedanken ein. Die Gelüste des Kochs hatten sich offensichtlich auf die Lebensmittel übertragen. Kurz vor Ende der Regenzeit stahl der Mönch die Halskette der Königin. Im Palast brach Chaos aus, aber niemand verdächtigte den Mönch. Einige Tage später verkündete der Mönch seine Abreise und kehrte mitsamt der Halskette in den Wald zurück. Nachdem er einige Wochen seine übliche Kost gegessen hatte, wurde sein Geist wieder klar. Er betrachtete die Halskette und fragte sich, was er mit diesem für ihn wertlosen Stück Schmuck anfangen sollte. Als er die Kette dem König zurückbrachte, bat dieser um eine Erklärung. Der Mönch erläuterte, daß sein Geist vom gierigen Bewußtsein des Kochs getrübt worden war. Über die Nahrungsmittel hatte er sich mit der Gier des Kochs infiziert.

Als er zur reinen Ernährung zurückkehrte, stellte sich auch die Klarheit des Geistes wieder ein.

Aus diesen Gründen bevorzuge ich es, mir meine Speisen selbst zuzubereiten. Ich gehe in den Garten und suche mir das aus, wozu ich mich hingezogen fühle. Ich danke der Pflanze dafür, daß sie mich ernährt, und pflücke sie im Bewußtsein der Liebe und meiner Verbundenheit mit der Natur. Während ich esse, erinnere ich mich, wo ich die Pflanze gepflückt habe. Dadurch verliert die Speise ihre Anonymität.

Unsere Lebensmittel verbinden uns mit der Natur

In den meisten Restaurants, Supermärkten und Imbißständen erinnert nichts mehr daran, welchen Ursprung unsere Nahrungsmittel haben. Menschen, die das Leben auf dem Land und in der Natur nicht kennen, könnten denken, daß unsere Nahrung auf Supermarktregalen wächst. Wir steigern die Freude am Essen jedoch ungemein, wenn wir uns vergegenwärtigen, daß unsere Nahrung aus dem Zusammenspiel von Sonne, Wind, Erde und Regen entsteht. Wir ehren Mutter Natur, indem wir uns beim Essen an sie erinnern. Die Zehn Gebote sagen uns, wir sollen Vater und Mutter ehren. Für mich schließt dies auch Mutter Natur ein. Die Erde bezeichne ich gerne als unsere Mutter und Gott als unseren himmlischen Vater. Durch die Erinnerung an die Natur und die Herkunft unserer Lebensmittel bereichern wir die Nahrungsaufnahme um eine neue Dimension. Wir können uns beim Verzehr von Äpfeln einen Apfelbaum und beim Verzehr von roter Bete die lebendige Erde vorstellen, aus der sie hervorgegangen ist. Ich denke beim Essen auch an all die Kräfte der Natur, die unsere Nahrung entstehen ließen. Ich sehe die Sonne, die auf unsere Erde scheint, den Regen, der die Natur nährt, den erfrischenden Wind und den Boden, der alle Pflanzen mit den nötigen Nähr- und Wirkstoffen versorgt und ihnen eine Heimat bietet. Mit jedem Bissen nehme ich die Energie dieser Naturkräfte in mich auf. Es ist ein wahrer Hochgenuß!

Wenn wir diese Einsichten in unsere Ernährung integrieren, öffnen wir uns für die wirklich nährende Qualität der Natur – die Liebe.

Die zur Assimilation benötigte Energie

Durch das Essen werden wir von den in unseren Lebensmitteln enthaltenen Kräften erfaßt. Wenn diese Kräfte der Nahrung stärker sind als unsere Assimilationsenergie, können wir krank werden. Ein klassisches Beispiel sind die Beschwerden, die sich im Urlaub einstellen, wenn wir zuviel ungewohnte Kost essen. Die Verdauungsstörungen sind auf Bakterienarten zurückzuführen, an die unser Körper nicht gewöhnt ist. Essen wir von dieser fremden Nahrung nur wenig, reicht die Salzsäure unseres Magens meist aus, um diese Bakterien zu neutralisieren. Wenn wir allerdings zuviel essen, reichen unsere Verdauungsenzyme nicht aus, um die neuen Bakterien zu zerstören. In diesem Fall können uns die fremden Bakterien krank machen. Daher sollten wir auf Reisen stets leicht essen und vor jeder Mahlzeit verdauungsfördernde Pflanzenenzyme einnehmen. Durch diese einfachen Maßnahmen blieben meine Familie und ich auf unseren vielen Reisen durch Indien und Mexiko von allen Verdauungsstörungen verschont.

Unsere Ernährung stimuliert unsere inneren Kräfte

Während des Verdauungsvorgangs müssen wir die energetischen Kräfte in unseren Lebensmitteln durch körpereigene innere Kräfte assimilieren. Die ständige Anregung unserer Verdauungskraft ist gesundheitserhaltend. Nur jene Funktionen unseres Körpers, die ständig trainiert und gefördert werden, können optimal funktionieren. So wird zum Beispiel beim Gehen unser Muskel- und Skelettsystem durch die Überwindung der Schwerkraft trainiert. Ohne die Schwerkraft würden die gleichen Bewegungen keinen Nutzen haben. Bei Astronauten, die sich in einer schwerelosen Umgebung aufhalten, kann man bereits nach kurzer Zeit einen Verlust an Knochen- und Muskelmasse feststellen.

Wenn wir vorwiegend gekochte Nahrung essen, die bereits viel von ihrer Energie verloren hat, können wir unsere Verdauungskräfte nicht mehr stimulieren. Im Laufe der Jahre und über mehrere Generationen hinweg geht unsere Verdauungskraft immer mehr verloren.

Stellen wir zu schnell auf Rohkost um, können ernste Verdauungsprobleme auftreten. Dies muß man bei einer Änderung der Ernährung berücksichtigen. Viele lehnen Rohkost ab, da sie meinen, sie nicht verdauen zu können. Die Probleme sind jedoch nur auf das mangelnde Training zurückzuführen. Besonders häufig habe ich entsprechende Schwierigkeiten bei Indern beobachtet, die die Vereinigten Staaten besuchen. In Indien müssen die meisten Nahrungsmittel aus hygienischen Gründen gekocht werden. Essen die Inder nun Rohkostsalate, treten leicht Verdauungsstörungen auf. Auf noch subtilerer Ebene gibt es mitunter Schwierigkeiten, die in den Pflanzen gespeicherte Sonnenenergie zu verarbeiten. Durch den Vorgang der Photosynthese nehmen Pflanzen Sonnenlicht in sich auf. Während des Assimilationsvorgangs in unserem Körper wird dieses Licht von den Pflanzen freigegeben und von unserem Organismus aufgenommen. Wenn wir darauf vorbereitet sind, wird nach Rudolf Steiner ein gleich starkes, entgegengesetzt wirkendes inneres Licht aktiviert. Durch diesen Vorgang wird die Kraft des inneren spirituellen Lichts verstärkt, welches die Quelle aller uns erhaltenden Energien ist. Bei Fleischessern wird dieses innere Licht nicht stimuliert, da das pflanzliche Licht in den Tieren abgegeben wird und nicht auf den Menschen übertragbar ist. Menschen, die ihr ganzes Leben lang Fleisch aßen und aus Familien stammen, in denen seit Generationen reichlich Fleisch konsumiert wird, benötigen einige Zeit, um dieses Licht wieder zu stärken. Eine Analogie aus dem Sport vermag dies zu verdeutlichen. Stellen Sie sich vor, Sie würden damit beginnen, jeden Morgen Liegestützen zu machen. Würden Sie gleich am ersten Tag versuchen, 100

Liegestützen auszuführen? Und wenn Ihnen dies nicht gelingt, würden Sie entmutigt aufgeben und behaupten, Liegestützen seien zu schwierig für Untrainierte? Sinnvoller wäre es doch, zuerst mit 5, 10 oder 20 Liegestützen zu beginnen und das Pensum allmählich zu steigern. Wenn sie nicht gleich 100 Liegestützen hintereinander schaffen, wären nur die wenigsten Menschen enttäuscht. In gleicher Weise sollten wir uns auch nicht entmutigen lassen, wenn wir für die Umstellung auf vegetarische, rohkostorientierte Kost einige Zeit benötigen.

Ergänzungsgaben beeinflussen unser Assimilationsvermögen

Wenn wir um die dynamische Beziehung zwischen unseren körpereigenen Energien und den Energien unserer Lebensmittel wissen, fällt es uns auch leichter, den Einfluß von Nahrungsergänzungspräparaten auf unseren Organismus zu beurteilen. Insbesondere meine ich die Einnahme hochdosierter synthetischer Vitamine, Mineralstoffe, freier Aminosäuren und anderer Ergänzungen. So ist zum Beispiel ein synthetisches Vitamin-B-Komplex-Präparat, das uns pro Einnahme mehr als 5 bis 10 Milligramm liefert, hoch dosiert. Vitamin-B-Produkte, die geringere Konzentrationen aufweisen, sind meist natürlichen Ursprungs. Nach meiner Überzeugung macht die Einnahme von hochkonzentrierten Vitamin-B-Präparaten es dem Körper zu leicht, diese Vitalstoffe zu resorbieren. Dadurch verliert der Körper seine Fähigkeit, diese Vitamine aus natürlichen Lebensmitteln aufnehmen zu können. Wenn Sie sich ein Auto kaufen und fortan nirgendwohin mehr zu Fuß gehen, werden sie ohne die körperliche Bewegung all Ihre Ausdauer und Kraft einbüßen. Das gleiche Prinzip tritt bei der übermäßigen Einnahme hochdosierter synthetischer Nahrungsergänzungen in Erscheinung.

Dennoch lehne ich Ergänzungspräparate keineswegs gänzlich ab. Zu Beginn einer Heilungs- oder Verjüngungstherapie profitieren viele Patienten von hohen Vitalstoffdosierungen. Dies ist eine Art Starthilfe auf dem Weg zu einem verbesserten

Gesundheitszustand. Wenn der Heilungsprozeß fortschreitet und ein höheres Gesundheitsniveau erreicht ist, verbessert sich auch das Assimilationsvermögen, so daß die Ergänzungsgaben allmählich durch natürliche Lebensmittel ersetzt werden können.

Entzugserscheinungen beim Absetzen von Ergänzungsgaben

Synthetische Präparate sollten nur als Übergangslösungen betrachtet werden. Nur aus natürlichen Lebensmitteln können wir alle Nähr- und Vitalstoffe in der für unsere Gesundheit notwendigen Ausgewogenheit beziehen. Die Vorstellung, wir könnten unsere Bedürfnisse durch den Konsum hochkonzentrierter synthetischer Präparate decken, ist ein gefährlicher Trugschluß. Ich vertrete die Ansicht, daß regelmäßige Einnahme hochkonzentrierter synthetischer Substanzen hauptsächlich eine stimulierende Wirkung hat und häufig energetische Unausgeglichenheiten hervorruft. Außerdem wird die Fähigkeit unseres Körpers, Nähr- und Vitalstoffe aus natürlichen Lebensmitteln aufzunehmen, immer weiter reduziert. Wenn wir die synthetischen Vitamine und Mineralien absetzen, drohen Mangelerscheinungen.

Bei vielen Patienten, die ihren Konsum an Fast-Food, Zucker und allen möglichen Medikamenten und Präparaten einstellen, tritt zunächst eine Verschlechterung des Allgemeinbefindens auf. Erst nach einiger Zeit fühlen sich diese Menschen deutlich besser und gesünder. Paradoxerweise kommt es häufig zu einem kräftigen Energieschub, wenn sie während der anfänglichen Entzugsphase rückfällig werden. Die ungesunde Lebensführung scheint ihnen mehr Energie zu verleihen als eine gesunde Ernährung. Dieses häufig auftretende Phänomen bedarf einer Erklärung. Wenn wir uns von ungesunder auf gesunde Kost umstellen, muß sich auch unser Stoffwechsel umstellen. Während dieser Umstellungsphase ist der Körper geschwächt und anfällig.

Ähnliches kann man beim Alkoholentzug feststellen. Wenn man nach einer durchzechten Nacht morgens mit einem mächtigen Alkoholkater aufwacht, kann man diese Vergiftungssymptome durch weiteren Alkoholkonsum unterdrücken. Wenn ein

Alkoholiker, dessen Körper sich um Entgiftung bemüht, erneut trinkt, fühlt er sich stärker und besser. Auch bei Allergikern findet sich mitunter ein starkes Verlangen nach jenen Substanzen, gegen die sie eigentlich allergisch sind. Wenn sich im Rahmen einer Ernährungsumstellung der Stoffwechsel anpaßt, ist es normal, daß man sich etwas träge fühlt. Durch einen Rückfall würde man diese Symptome zwar beseitigen, aber auch die erwünschte Gesundheitsverbesserung verhindern. Gerade in dieser Phase muß man die gesundheitsschädigenden Gewohnheiten besonders strikt meiden. Erst später wird sich bei einem erneuten Verzehr der gesundheitsschädlichen Produkte die eigentlich logische Reaktion, nämlich eine körperliche Schwächung, einstellen.

Eine weitere energetische Qualität der Lebensmittel kommt durch die Farben zum Ausdruck. Man kann sie als unterschiedliche Frequenzen des konzentrierten Sonnenlichts betrachten, die eine ausgewogene Entwicklung auf allen Daseinsebenen unterstützen. Jede spezifische Farbfrequenz stimuliert und nährt bestimmte subtile Energiezentren, Nervensystemgeflechte, das Vegetativum und die verschiedenen Drüsen und Organe unseres Körpers. Dieses Prinzip, welches ich als „Regenbogenernährung" bezeichne, habe ich detailliert in meinem Buch *Ganzheitliche Ernährung und ihre spirituelle Dimension* beschrieben.

Ein tieferes Verständnis der Assimilation macht uns die innige Beziehung mit der Natur bewußt. Wir erfahren durch unsere Nahrung tagtäglich die Manifestation des Göttlichen. Auf diese Weise sind wir immer mit der Natur und mit Gott verbunden.

Wie wir uns auf die göttliche Liebe in unseren Lebensmitteln einstellen können

- Schließen Sie Ihre Augen, und nehmen Sie einen tiefen Atemzug.
- Halten Sie das Lebensmittel in Ihrer Hand. Fühlen und riechen Sie es. Vergegenwärtigen Sie sich die Farbe und Form des Lebensmittels. Öffnen Sie sich für subtile Botschaften.
- Stellen Sie sich das Lebensmittel mit geschlossenen Augen in seiner natürlichen Umgebung vor.
- Danken Sie Gott für diese Gabe und nehmen Sie einen ersten Bissen.
- Kauen Sie langsam und gründlich. Nehmen Sie das Lebensmittel in Ihrem Mund vollständig wahr.
- Öffnen Sie sich für die allmählich freigesetzten Energien.

3

Individuelle Ernährung gemäß der eigenen Körper-Geist-Konstitution

In diesem Kapitel werden wir uns damit beschäftigen, wie Sie Ihre Ernährung gemäß Ihrer individuellen psychophysiologischen Konstitution gestalten können. Wir werden uns mit den Faktoren der Ernährung und der Lebensführung auseinandersetzen, die zur Förderung der drei Hauptkonstitutionen geeignet sind. Zudem werden wir den Einfluß der Jahres- und Tageszeiten auf die Ernährung untersuchen. Diese aus dem indischen Ayurveda-System stammenden Unterscheidungen sind jedoch nur Tendenzen und stellen keine absoluten Einteilungen dar. Wir werden neue Begriffe einführen, die die drei Hauptkonstitutionen beschreiben: Dies sind die Doshas Pitta, Kapha und Vata. Ayurveda ist ein mehr als 5000 Jahre altes Heilsystem. Genau übersetzt bedeutet das Wort Ayurveda „Wissenschaft des täglichen Lebens". Beim Lesen dieses Kapitels werden Sie Ihr eigenes Dosha, d.h. Ihren Konstitutionstyp, erkennen und auch das Ihrer Verwandten und Freunde. Dieses Zuordnen bereitet immer Spaß. Ein umfangreicher Fragebogen wird Ihnen beim Erkennen Ihrer individuellen Tendenzen helfen. Durch diese Erkenntnisse werden Sie die individuellen Bedürfnisse jedes Menschen besser verstehen und einsehen, warum es keine allgemeine optimale Ernährung geben kann. Sie werden sich nicht länger von den Einschränkungen bestimmter Kostpläne gegängelt fühlen. Sie werden Ihre eigenen Beobachtungen machen und Vertrauen in Ihr Urteilsvermögen entwickeln. Sind Sie für diesen Schritt bereit? Wünschen Sie sich mehr Unabhängigkeit und Eigenverantwortung für Ihre Gesundheit?

Bei der Entwicklung einer für Sie geeigneten Ernährungsweise ist es hilfreich, etwas über die spezifischen Wirkungen verschiedener Lebensmittel auf den Körper-Geist-Komplex zu wissen. Es geht dabei nicht nur darum, welches Lebensmittel rasch verfügbare Energie liefert. Im ayurvedischen System und in der traditionellen chinesischen Medizin werden seit Jahrtausenden die spezifischen Energien bestimmter Lebensmittel und Kräuter eingesetzt, um den Körper zu heilen und zu harmonisieren. Auch im Westen besteht eine lange Tradition der Kräuterheilkunde. Die Inder und Chinesen beziehen auch den Einfluß der Jahreszeiten und anderer Zyklen in der Natur mit ein. Im Ayurveda bezeichnet man die individuelle Körper-Geist- oder psychophysiologische Konstitution als Dosha. Das Tridosha-System ist ein Bestandteil des Ayurveda und ermöglicht ein einfaches und dennoch vollständiges Verständnis von der Wirkungsweise unserer Ernährung auf Gesundheit und Wohlbefinden. Das Tridosha-System teilt in drei verschiedene Doshas bzw. Konstitutionen ein: Vata, Pitta und Kapha. Bitte vergegenwärtigen Sie sich stets, daß die dargestellten Einteilungen nicht absolut sind, sondern Tendenzen beschreiben. Letzten Endes müssen Sie durch eigenes Forschen herausfinden, was für Sie persönlich zutrifft.

Das ayurvedische Tridosha-System

Das ayurvedische Tridosha-System ist besonders hilfreich, um uns das Zusammenspiel zwischen den eigenen dynamischen Energien und den Energien unserer Lebensmittel bewußtzumachen. Im Tridosha-System geht man davon aus, daß die fünf grundlegenden Elemente der Schöpfung Erde, Wasser, Feuer, Luft und Äther sich im menschlichen psychosomatischen Komplex in einer Kombination aus den drei Doshas Vata, Kapha und Pitta manifestieren. Vata wird mit den Energien von Luft und Äther assoziiert. Kapha wird den Energien von Wasser und Erde zugeordnet, und das Pitta-Dosha verbindet man mit den Energien von Feuer und Wasser. Oft findet man auch die Zuordnung Vata/Luft, Kapha/Wasser und Pitta/Feuer.

Jeder von uns wird mit einer konstitutionell bedingten Kombination aus allen drei Doshas geboren. Mit anderen Worten, unsere Dosha-Kombination ist genetisch festgelegt. Unser Dosha-Typ beeinflußt all unsere biologischen und psychologischen Neigungen. Unsere Konstitution bestimmt, welche Doshas am ehesten in einen unausgewogenen Zustand geraten können. Wenn ein Dosha unausgeglichen ist, fühlen wir meist eine subtile Störung in unserem Körper-Geist-Komplex. Bei einer chronischen Unausgeglichenheit der Doshas entstehen Krankheiten. Wir müssen also stets um die Balance unserer Doshas bemüht sein, um unsere Gesundheit zu erhalten oder wiederherzustellen.

Die Vata-Energie neigt von allen drei Doshas am meisten zur Unausgeglichenheit, gefolgt von Pitta. Am seltensten tritt eine Unausgewogenheit des Kapha-Doshas auf. Alle drei Dosha-Energien arbeiten in unserem Körper zusammen, um die Gesundheit zu erhalten. Die drei Doshas sind für das Leben der Zellen und Organe enorm wichtig. Optimale Gesundheit bedeutet Ausgeglichenheit aller drei Doshas. Für das Leben eines jeden Organs wird die Vata-Energie benötigt, welche für den Transport von Nährstoffen und Sauerstoff sowie den Abtransport von Abbauprodukten verantwortlich ist. Die Pitta-Energie ermöglicht den Organen, die Nährstoffe zu verstoffwechseln. Aus diesem Vorgang beziehen alle Körperzellen ihre Lebensenergie. Durch die Kapha-Energie wird die Struktur des Organs erhalten, so daß Assimilation, Stoffwechsel und Elimination von Abbaustoffen reibungslos funktionieren können. Beim Vorhandensein einer Krankheit liegt die Störung eines oder mehrerer dieser

Elemente vor. An einem Knieproblem läßt sich dies verdeutlichen. Wenn die Kapha-Energie im Kniegelenk vermindert ist, besteht ein Mangel an Gelenkflüssigkeit. Dadurch ist die Reibung innerhalb des Gelenks erhöht. Bei starken Bewegungsschmerzen liegt eine Vata-Störung vor. Treten auch Rötung und Temperaturerhöhung am Kniegelenk auf, zeigt dies eine Pitta-Unausgeglichenheit an. Wenn alle drei Symptome gleichzeitig vorliegen, deutet dies auf eine Pitta-, Vata- und Kapha-Störung hin.

Energetische Aspekte der drei Doshas

Die Doshas können als drei Energieformen verstanden werden, die gleichzeitig im Körper wirken. Vata ist kinetische oder Bewegungsenergie, die im Körper fließt. Sie entspricht dem katabolischen Stoffwechsel, also jener Energie, die für den Abbau von Geweben und für das Altern verantwortlich ist. Vata dominiert zumeist im Alter. Vata reguliert jegliche Form von körperlicher und psychischer Aktivität, einschließlich des Gedankenflusses, des Atems, der Nervenimpulse und der Muskelfunktion. Bei der Verdauung liefert Vata die für das Kauen, Schlucken, Resorbieren und Ausscheiden benötigte Energie. Auf zellulärer Ebene ist Vata für den Transport der Nähr- und Wirkstoffe zur Zelle und von Stoffwechselendprodukten aus der Zelle verantwortlich. Auf den Geist bezogen bestimmt Vata die Geschwindigkeit des Denkprozesses. Es beeinflußt die Impulsweiterleitung im Nervensystem. Jegliche Bewegung im Körper, von der Peristaltik der Verdauungsorgane bis hin zur muskulären Aktivität, wird von Vata beeinflußt.

Kapha kann man sich am besten als gespeicherte oder potentielle Energie vorstellen. Kapha bestimmt sowohl die biologische Kraft und Energie, als auch die natürliche Resistenz der Gewebe gegenüber schädlichen Einflüssen. Es erhält die Geschmeidigkeit von Gelenken und Haut, unterstützt Herz und Lungen und hilft bei der Wundheilung. Die anabolischen oder aufbauenden Kräfte im Körper werden durch die Kapha-Energie bestimmt.

Kapha ist die Energie, die bei Kindern bis zur Pubertät überwiegt. Dies ist die Zeit des schnellsten Wachstums. Kinder neigen in jener Phase zu Erkältungen, Grippe, Ohrinfektionen und erhöhter Schleimproduktion.

Kapha kontrolliert die Reibung innerhalb des Körpers sowie seine Form und Stabilität. Es beeinflußt die Gewebe und Abfallstoffe, die von Vata bewegt werden. Kapha kann nicht, wie dies manchmal getan wird, mit Schleim gleichgesetzt werden. Kapha ist vielmehr jene Kraft im Körper, die eine Ansammlung oder Auflösung des Schleims verursacht. Die Sekrete, die die Schleimhäute des Verdauungstrakts und den Innenraum der Gelenke benetzen und schützen, werden von Kapha energetisiert. Kapha bestimmt die Struktur aller Körperzellen. Es verleiht dem Geist Stabilität und stärkt das Langzeitgedächtnis. Kapha richtet unser Konzentrationsvermögen auf einzelne Themen und wichtige Details aus. Eine von Kapha dominierte Persönlichkeit ist stabil. Kapha steht für die Tendenz, Energie und Formen zu erhalten. Es ist gespeicherte potentielle Energie. Ein vorwiegend von Kapha geprägter Mensch nimmt eher an Körpergewicht zu als der Vata-Typ. Ein Mensch, bei dem das Vata-Dosha dominiert, gibt seine Energie leicht ab. Daher ist der Vata-Typ meist schlank und aktiv, während der Kapha-Typ eher schwer und ruhiger wirkt.

Pitta ist jene Energie, die die Bewegungsenergie des Vata-Doshas und die potentielle Kapha-Energie im Organismus ausgleicht. Pitta steuert hauptsächlich den Stoffwechsel. Es beeinflußt den Zellstoffwechsel und das Hormonsystem. Pitta lenkt die aus der Nahrung stammenden Substanzen, damit aus ihnen Energie für die Funktion der Zellen gewonnen werden kann. Die Hitze und das Feuer des Stoffwechsels werden von Pitta bestimmt. Auf geistiger Ebene ist Pitta jene Energie, die für die Verarbeitung neuer Informationen verantwortlich ist.

Diese Dosha-Kräfte haben bestimmte Eigenschaften und Qualitäten, die ihre energetischen Einflüsse auf den Körper charakterisieren. Vata und Kapha sind von den Eigenschaften her nahezu Gegensätze. Vata als Bewegungsenergie unterstützt

Veränderung und Bewegung. Kapha als gespeicherte Energie fördert Struktur und Gleichgewicht. Eine der Funktionen von Pitta ist das Ausgleichen der gegensätzlichen Kräfte von Kapha und Vata. Der Pitta-Typ ist von Natur aus eine begabte Führungspersönlichkeit, die den Fluß aller möglichen Energien kontrollieren kann. Die Dosha-Konstitution bestimmt die mentalen und physischen Muster der Energieverarbeitung im täglichen Leben. Unser Dosha bestimmt, wie wir mit den grundlegenden Aspekten des Lebens umgehen: körperliche Bewegung, Sex, Geld, die Planung des Alltags und Berufs. Selbst die Schlaf- und Traummuster werden von dem Gleichgewicht der Doshas beeinflußt.

Der Körper gibt in seinem Bestreben, die Gesundheit zu erhalten, ständig von diesen Dosha-Kräften ab. Kapha wird in Form von Schleim ausgeschieden; Pitta durch die Abgabe von Säuren und Gallenflüssigkeit. Vata wird durch Blähungen und Muskel- und Nervenenergie ausgeschieden. Wenn der Körper zuviel Kapha-Energie hat, wird er mehr Schleim produzieren. Besteht ein Vata-Überschuß, so entstehen vermehrt Blähungen oder Muskelzuckungen.

Bei jedem Menschen existiert eine konstitutionell vorgegebene Balance dieser Kräfte. Dementsprechend tendiert jeder gemäß seiner individuellen Konstitution zu ganz spezifischen Symptomen, die bei einer Unausgewogenheit seines Doshas auftreten. Unser Dosha-Typ ist ein psychophysiologisches Muster, mit dem wir geboren wurden. Es verändert sich im Verlauf unseres Lebens nicht. Die von mir beschriebenen Dosha-Persönlichkeiten sind eher stereotype Muster. Bei jedem Individuum tritt eine einmalige Kombination der drei Doshas auf. Dennoch dient die Beschreibung der drei Hauptgruppen dem Verständnis, wie die Menschen auf unterschiedliche Lebenssituationen reagieren. Unser Dosha können wir als genetische Vorgabe für allgemeine körperliche und psychologische Eigenschaften und Verhaltensweisen begreifen. Zum Beispiel fällt es mir als Kapha-Typ leicht, mich zu Hause zu entspannen und Parties fernzubleiben. Vata-dominierte Personen hingegen würden das Ausgehen in aller

Regel bevorzugen. Unsere Konstitution bestimmt, wie wir körperlich und geistig auf bestimmte Reize reagieren. Es beeinflußt unsere Lebensweise, wie wir uns ausdrücken und mit welchen Menschen wir uns wohl fühlen. Selbst eine erfüllende Partnerschaft ist von der Verträglichkeit der Doshas abhängig. Im Laufe unserer körperlichen, geistigen und spirituellen Entwicklung werden unsere Doshas immer ausgeglichener. Dies führt zu einer stabileren Gesundheit auf allen Ebenen unseres Daseins.

Wie Sie Ihre persönliche Konstitution ermitteln können

Es gibt zehn mögliche Dosha-Kombinationen: Vata, Kapha, Pitta, Vata-Pitta, Pitta-Vata, Vata-Kapha, Kapha-Vata, Pitta-Kapha, Kapha-Pitta und Vata-Pitta-Kapha. In einem Zustand von Unausgeglichenheit treten immer spezifische Symptome auf, die vom jeweiligen Dosha eines Individuums vorgegeben werden. Zum Beispiel tritt eine Unausgewogenheit des Vata-Doshas meist durch typische Vata-Symptome zutage. Dies sind Dickdarmprobleme, Blähungen und Nerven- und Muskelstörungen. Bei den meisten Menschen findet sich eine Kombination zweier Doshas, wie z.B. Pitta-Kapha oder Vata-Pitta. Das zuerst genannte Dosha ist das primäre. Es ist auch jenes Dosha, das am leichtesten aus der Balance gerät. Die eher seltenen Vata-Pitta-Kapha-Typen sind entweder am gesündesten oder weisen die größten gesundheitlichen Probleme auf. Am anfälligsten ist man für Gesundheitsstörungen, wenn alle drei Doshas leicht aus dem Gleichgewicht geraten. Den besten Gesundheitszustand weisen diejenigen auf, bei denen kein Dosha zu Unausgeglichenheit tendiert. Dies sind Menschen, die anscheinend immer vollkommen gesund sind, unabhängig davon, wie sie ihren Körper behandeln. Allerdings gehören die meisten Menschen den übrigen neun Konstitutionen an.

Auf den folgenden Seiten finden Sie ausführliche Fragebögen, die Ihnen bei der Erkennung Ihrer eigenen Dosha-Kombination helfen werden. Antworten Sie auf jede Frage, indem Sie

0-3 Punkte eintragen. Drei bedeutet, daß die gemachte Aussage auf Sie fast immer zutrifft. Null heißt, daß die Aussage bei Ihnen gar nicht stimmt. Addieren Sie die Punkte jeden Abschnitts. Die höchste Punktzahl bildet Ihr primäres Dosha. Diese Fragen und die in diesem Kapitel enthaltenen Informationen vermitteln Ihnen zuverlässig, welches Dosha bei Ihnen dominiert.

Meist sind die Menschen keine reinen Kapha-, Pitta- oder Vata-Doshas, sondern eine Kombination, bei der ein Dosha überwiegt, aber das zweite noch deutlich identifizierbar ist. Wenn ein Dosha erheblich stärker ausgeprägt ist als die beiden anderen, handelt es sich um einen „reinen" Dosha-Typ. Er würde im Fragebogen etwa doppelt so viele Punkte in seinem Dosha aufweisen wie bei den anderen beiden. Dies ist aber nur ein grober Anhaltspunkt. Sind zwei Doshas ausgeprägt, ist dasjenige mit der höheren Punktezahl das primäre. Wenn zwei Doshas gleich stark ausgebildet sind, dann sollte man die Fragen noch einmal in Ruhe durchgehen. Meist lassen sich eindeutige Zuordnungen treffen.

Wenn Sie Ihre persönlichen Dosha-Neigungen verstanden haben, werden Sie auch die für Sie geeignete Lebens- und Ernährungsweise und das Ihrer Gesundheit zuträglichste Umfeld erkennen können. Unser Dosha-Typ ermöglicht uns, die der Jahres- und Tageszeit und vielen weiteren Faktoren entsprechenden Lebensmittel auszuwählen. Je ausgeglichener unsere Doshas, um so besser unser Gesundheitszustand.

Das Bild des Vata-Doshas

Die tierischen Archetypen von Menschen mit überwiegender Vata-Konstitution sind: Ziege, Hase, Kamel oder Krähe. Vata umfaßt jene Qualitäten, die wir mit Luft und Wind assoziieren. Vata-Energie kühlt, trocknet und ist hart wie Wüstenwind. Sie hat die unregelmäßige, unbeständige Eigenschaft des Windes, der kommt und geht. Die Vata-Energie ist leicht, kaum geformt und besteht aus viel Bewegung. Die mentale

Dosha-Eigenschaften

Verteilen Sie 0-3 Punkte. Drei bedeutet, diese Aussage beschreibt Sie recht gut; null heißt, die Aussage trifft auf Sie gar nicht zu. Tragen Sie Ihre Punktzahl am rechten Rand der jeweiligen Dosha-Kategorie ein. Addieren Sie die Punkte für jeden Abschnitt und tragen Sie die Punktzahl jedes Doshas unten ein.

Eigenschaft	Kapha		Pitta		Vata	
Gang, Tempo	langsam, elegant		schnell		schnell, unregelmäßig	
Körpertyp	schwerer Knochenbau, breite Schultern und Hüften		wohlproportioniert, ausgeglichen		groß, dünn, klein, dick, unregelmäßige hervorstehende Gelenke, schlecht proportioniert, unausgeglichen	
strukturelle Abnormitäten	selten		selten		Nasenscheidewanddefekte, O-Beine	
Finger und Zehen	kurz und dicklich		durchschnittlich		lang, dünn	
Gelenke	sehr geschmeidig		durchschnittlich		knacken leicht	
Körpergewicht/ Dynamik	Zunehmen fällt leicht, Abnehmen fällt schwer		stabiles Gewicht, nehmen jedoch leicht zu und ab		variabel, unregelmäßig, Zunehmen fällt schwer	
Körperbereich, der am ehesten Gewicht ansetzt	unterhalb der Taille		gleichmäßig am ganzen Körper		um die Taille herum	
Ausdauer	hohes Durchhaltevermögen		durchschnittliche Ausdauer		unregelmäßig, niedriges Durchhaltevermögen	
körperliche Aktivität	meiden Sport, obgleich sie davon profitieren, wenn sie sich überwinden		mögen regelmäßigen Sport, auch anstrengenden		aktiv, unregelmäßig	
Sexualtrieb	gering und gleichmäßig		gemäßigt		stark, variiert häufig	
Fruchtbarkeit	hoch		durchschnittlich		gering	
Periode	schmerzlos		leichte Krampfneigung		unregelmäßig, mitunter fallen Perioden aus	
Monatsblutung	leicht		viel Blut, leuchtendrot		geringe Blutungen, manchmal Blutverklumpungen, dunkles Blut	
Appetit und Durst	gemäßigt, essen langsam		starker Hunger, lassen keine Mahlzeit aus		unregelmäßig, extrem, essen schnell	
Geschmacksvorlieben	warm, bitter, scharf, süß		kühl, süß, bitter		warm, süß, sauer, salzig	
morgendlicher Geschmack im Mund	süßlich		sauer, metallisch		adstringierend, bitter	
Verdauungskraft	gemäßigt, schwach		stark, schnell		unregelmäßig, neigen zu Blähungen	
Geschmacksrichtungen, die die Unausgeglichenheit fördern	süß, sauer, salzig, Milchprodukte		salzig, scharf gewürzt, sauer		bitter, adstringierend, scharf	
Geschmacksrichtungen, die die Ausgeglichenheit fördern	scharf, bitter, adstringierend		süß, bitter, adstringierend		süß, sauer, salzig	
Punktzahl aus Tabelle 1						

Eigenschaft	Kapha		Pitta		Vata	
harmonisierend wirkende Nahrungsqualitäten	warm, trocken, leicht		kalt, schwer, trocken		schwer, ölig, warm	
disharmonisch wirkende Nahrungsqualitäten	ölig, kalt, schwer		ölig, scharf, leicht		kalt, trocken, leicht	
bestes Klima	warm, mild		kühl		warm, heiß	
schlechtestes Klima	kalt, feucht		heiß		kalt, windig	
Stuhlbeschaffenheit	gut geformt		gelblich, gut geformt		hart, dunkel	
Häufigkeit der Verdauung	regelmäßig, einmal täglich, langsam		regelmäßig, zweimal täglich		variabel, Durchfall, Verstopfung	
Gesicht	kräftiger Kiefer, breit, muskulös		wohlproportioniert		schmal, trocken, unregelmäßig, unausgeglichen	
Zähne	stark, weiß		mittelgroß		vorstehend, groß, krumm, ungleichmäßig, schief	
Zahnempfindlichkeit	keine Probleme		neigen zu Karies, anfällig, bluten leicht, neigen zu Geschwüren		sehr anfällig, empfindlich gegenüber Kälte und Süßigkeiten	
Zahnfleisch	kräftig, resistent gegenüber Erkrankungen		weich, blutet leicht, neigt zu Geschwüren		neigen zu Auszehrung	
Augentyp	groß, große Pupillen, weiße Lederhaut, lange dicke Wimpern		gutproportioniert, lichtempfindlich, gelbliche Lederhaut, kurze Wimpern		klein, sehr dicht zusammen oder weit auseinander	
Augenfarbe	blau, hell- bis dunkelbraun		grün, blau, rötlich		dunkel, grau, dunkelbraun, blaugrau	
Haarqualität	glatt, ölig, dick		wellig, weich		trocken, wellig	
Haarfarbe	hell- bis dunkelbraun, dunkelblond		hellbraun, rot, blond		dunkelbraun, schwarz	
Hauteigenschaften	dick, keine Hautprobleme		empfindlich, anfällig für Ausschläge und Pickel		variabel, rauh, spröde, aufgesprungen, neigen zu Ekzemen und Schuppenflechte	
Hautfarbe	weiß		rötlich, gelblich, Sommersprossen		dunkler Teint	
Haut im Alter	glatt, kaum Falten		Altersflecken, Leberflecken, Pigmentationsstörungen		trocken, spröde, faltig	
Hautreaktion auf Sonne	gleichmäßige Bräunung		neigen zu Sonnenbrand		werden schnell braun	
Nägel	kräftig, groß, symmetrisch		stark, gut geformt, rosa		hart, brüchig, unregelmäßig	
Pulsqualität	langsam, voll, ruhig		schwankend		schwach	
Pulsfrequenz	60-70 Schläge/Min.		70-80 Schläge/Min.		80-100 Schläge/Min.	
Schwitzen	durchschnittlich		schwitzen schnell und sehr stark		schwitzen selbst bei heißem Wetter kaum	
Kraft	stark, robust		durchschnittlich		variabel bis schwach	
Stimme	tief, voll, wohlklingend		intensiv, enthusiastisch		hoch, zittrig, schwach	
Sprechgewohnheiten	ruhiges, langsames Sprechen		sehr gute Redner		sehr redselig, aber nicht immer	
Schmerztoleranz	versuchen, Schmerz aus dem Wege zu gehen		hoch, stellen sich dem Schmerz		niedrig, sehr empfindlich gegenüber Schmerzen	
Punktzahl aus Tabelle 2						

Eigenschaft	Kapha		Pitta		Vata	
werden beeinträchtigt durch	zuwenig Bewegung		säurebildende Nahrung und Übersäuerung des Körpers		Wind, übermäßige körperliche oder psychische Belastung	
Reisegewohnheiten	bleiben am liebsten zu Hause		Abenteurer mit klaren Zielen, Entdecker		sehr reiselustig	
natürliche Immunität	durchschnittlich		hoch		gering	
Krankheitsanfälligkeit	Schleimbildung, Erkältungen, Grippe		Entzündungen, Herz und Haut sind Schwachstellen		häufige körperliche Schmerzen, neigen zu Nervensystem-, Muskel- und Gelenkproblemen	
Kommunikationsmuster	langsam, vorsichtig, ruhig		klar, deutlich		reden gerne viel, schweifen vom Thema ab	
Persönlichkeitstypus	ernsthaft, geduldig, zuverlässig		stark, kräftig		chaotisch, unkonzentriert, flexibel	
Persönlichkeitsschwächen	Trägheit, Selbstgefälligkeit, Gier, Sturheit		zu dominant, ärgerlich		schlecht geerdet, kein klares Lebensziel, können sich nur schlecht konzentrieren	
Emotionen, die Unausgeglichenheiten hervorrufen	Selbstzufriedenheit		Ärger, Eifersucht, Trauer		Angst, Sorgen	
geistiger Zustand	ruhig, gleichmäßig		intelligent, aggressiv		wachsam, rastlos, schnell	
Humor	ernsthaft, zurückhaltender Humor, lachen nicht so leicht		intensives Lachen, scharfer, sarkastischer Humor		sehr humorvoll, spontan	
Freundschaften	wenige, aber sehr dauerhaft, zuverlässig und loyal		pragmatisch		wechselhaft, häufig von kurzer Dauer	
Ehrgeiz, Konkurrenzdenken	nicht aggressiv		sehr aggressiv		variabel	
Vergebung	vergeben und vergessen nur schwer		können vorübergehend zornig sein, vergeben jedoch später		vergeben und vergessen leicht	
Entscheidungsfindung	langsam, vorsichtig		weitsichtig, klar		impulsiv, kurzsichtig	
Lernfähigkeit	langsam, können mit Informationen jedoch gut umgehen, wenn sie sie einmal verstanden haben		verstehen neue Informationen leicht und schnell		verstehen schnell, können leicht theoretische Verbindungen herstellen	
Informationsaufnahme	gefühlsorientiert, kinästhetisch, intuitiv		visuell		auditiv, intellektuell, nehmen viel über Gehörsinn wahr, leiden unter hohem Lärmpegel	
Durchhaltevermögen	sehr hoch, machen alles zu Ende, sehr akribisch, zuverlässig		erledigen ihre Aufgaben schnell		unzuverlässig, unbeständig	
Punktzahl aus Tabelle 3						

Eigenschaft	Kapha		Pitta		Vata	
typische Rolle in Organisationen	Bürokrat		Führungspersönlichkeit, kann gut organisieren		können sich nur schlecht in Organisationen einfügen; sind eher visionär	
Konzentrationsfähigkeit	gleichmäßig, stark		durchschnittlich		variabel, sehr wechselhaft	
Ausdrucksweise	harmonisch, langsam		deutlich, klar		schnell	
Stimme	tief		durchschnittlich		hoch, ungleichmäßig, rauh, dissonant	
Emotionen	ruhig, gierig		reizbar, aggressiv		ängstlich, unsicher, sorgenvoll	
Temperament	neigen zu Anhaftungen		eifersüchtig, feurig		ungeduldig, verletzbar	
Reaktion auf Streß	ziehen sich zurück		Ärger, Eifersucht, Haß		Angst, Sorgen, Panik	
mentale Stabilität	ruhig, tolerant, selbstzufrieden		leicht reizbar		leicht aus dem Gleichgewicht zu bringen	
mentaler Typ	stabil, logikorientiert		kalkulierend, weitsichtig		inspiriert, theoretisch	
Erinnerungsvermögen	gutes Langzeitgedächtnis		gutes Kurzzeit-, durchschnittliches Langzeitgedächtnis		gutes Kurzzeit-, schwaches Langzeitgedächtnis	
Einstellung gegenüber Verpflichtungen und dem eigenen Glauben	zuverlässig, loyal		fanatisch		wechselhaft, unbeständig	
Umgang mit Geld	wohlhabend, aber sehr sparsam		sparen, gelegentlicher Kauf von Luxusartikeln		handeln impulsiv, geben Geld schnell aus	
Träume	Wasser, romantische Träume		Feuer, Gewalt, Krieg		Angst, Fliegen, Verfolgungsjagden	
Schlaf	schlafen leicht ein, schlafen lange, tief, mitunter übermäßig viel		kurz, erholsam		häufig Schlaflosigkeit, unregelmäßiger Schlaf	
Streßtoleranz	hoch		durchschnittlich		gering	
typischer Beruf	Akademiker, Bürokrat, Arbeiter		Manager, Leiter, Ingenieure, Akademiker, Selbständige		Künstler, Theoretiker, Visionäre	
Lebensweise	genießen es, viel Zeit zu Hause zu verbringen; sparen und sammeln		gut organisiertes, pragmatisches Leben		aufregender, unregelmäßiger Lebensstil in allen Bereichen	
Punktzahl aus Tabelle 4						
Punktzahl aus Tabelle 3						
Punktzahl aus Tabelle 2						
Punktzahl aus Tabelle 1						
Punktzahl gesamt						

und physische Energie eines Vata-Menschen kommt schubweise und verschwindet ebenso rasch wieder. Den Vata-Typ kann man beschreiben als Kreuzung aus einem hyperaktiven Kind und einem brillanten, jedoch leicht chaotischen Wissenschaftler oder Futuristen, dem es schwerfällt, seine Visionen zu verwirklichen. Ein Vata ist oft visionär, fühlt sich aber durch den Streß des Lebens leicht überfordert. Menschen mit ausgeprägtem Vata-Dosha beginnen viele neue Dinge mit großem Enthusiasmus, haben ihre Energie jedoch schnell aufgezehrt.

Körperliche Eigenschaften des Vatas

Personen mit starken Vata-Neigungen sind meist schlank, schmal und flachbrüstig. Sie haben hervorstehende Venen und Muskelsehnen und können nur schwerlich an Körpergewicht zunehmen. Durch die Trockenheit der Vata-Energie haben diese Menschen meist trockene, rissige Haut und einen zarten Körperbau. Sie haben eher dunklen Teint im Vergleich zu anderen Individuen der gleichen Rasse und werden schnell braun. Die Haut eines Vatas ist empfindlich und neigt zu Ekzemen und Schuppenflechte. Das regelmäßige Eincremen mit geeigneten Ölen wirkt bei Vatas harmonisierend und heilend. Besonders Sesamöl eignet sich zum Ausgleich von zu spröder und trockener Haut, aber auch von Reizbarkeit und Unstetigkeit. Allgemein haben Körpermassagen mit Sesamöl beim Vata-Typ eine emotional beruhigende Wirkung.

Vata-Personen haben in der Regel dunkles, grobes und lockiges Haar. Durch die hohe Unregelmäßigkeit der Vata-Energie kann das Haar an manchen Stellen zu ölig, an anderen wiederum zu trocken sein. Die Nägel sind meist unregelmäßig, spröde und weisen Rillen oder Eindellungen auf. Die Farbe der Finger ist unterhalb der Nägel oft leicht bläulich oder grau. Manche Vatas knabbern an ihren Fingernägeln. Die Zähne des Vata-Typs sind häufig krumm, schief, ungleichmäßig und sehr hitze- und kälteempfindlich. Der Kiefer ist in Relation zum übrigen Mund oft unproportioniert. Schon im jungen Alter kann sich Zahnfleischschwund einstellen. Vatas haben häufig einen bitteren oder adstringierenden Geschmack im Mund.

Kälte ist ein Vata-Aspekt. Daher ist der Vata-Typ sehr sonnenbedürftig. Sein Kreislauf ist meist schlecht, und die Haut ist bei Berührung eher kühl. Durch seine naturbedingte Kälte schwitzt er kaum. Vata lieben Wärmequellen wie Sonne, Sauna und heiße Bäder. Sie sehnen sich nach warmem Klima und geraten während der kalten, windigen Jahreszeiten leicht aus dem Gleichgewicht. Der Vata-Typ sollte sich stets warm anziehen und bei sehr kaltem Wetter etwas Cayennepfeffer in seine Socken und Kleidung geben.

Vatas können körperlich groß oder klein sein. Sie haben schmale Schultern und Hüften sowie lange Finger und Zehen. Die Vata-Qualität der Unregelmäßigkeit führt zu ungleichmäßigen Körperproportionen und strukturellen Abnormalitäten wie Wirbelsäulenverkrümmungen, O-Beinen oder asymmetrischen Nasenscheidewänden. Die Vata-bedingte Unregelmäßigkeit schlägt sich auch in schwankendem Körpergewicht nieder. Vatas sind Menschen, die anscheinend alles essen können, ohne dadurch zuzunehmen.

Die typische Augenfarbe des Vatas ist grau, graublau, braun oder dunkelbraun. Vatas sind unregelmäßige Esser und meist hektisch und schnell. Sie häufen sich mitunter mehr Nahrung auf ihren Teller, als sie essen können. Manchmal essen sie auch übermäßig und haben danach Verdauungsprobleme. Ihr Appetit variiert von Tag zu Tag stark. Häufig müssen sie auch zwischen den Mahlzeiten etwas essen. Wenn Vatas kein Frühstück einnehmen, sind sie nicht sehr leistungsfähig, da sie zu Hypoglykämie neigen. Durch die Unregelmäßigkeit der Vata-Energie schwankt auch ihr Blutzuckerspiegel. Wenn sie kein ausgiebiges Frühstück essen, benötigen sie ein frühes Mittagessen. Vatas fällt das Fasten besonders schwer, wenn sie nicht alle paar Stunden Säfte zu sich nehmen.

Der Vata-Typ hat eine unregelmäßige Verdauung. Manchmal leidet er an Verstopfung, manchmal an Durchfall. Durch ihre

Konstitution bedingt haben Vata-Frauen oft unregelmäßige Menstruationsperioden. Manchmal fällt bei Vata-Frauen die Periode ganz aus, oder es stellen sich nur geringe Monatsblutungen ein. Während der Periode treten mitunter Unterleibskrämpfe auf. Muskelkrämpfe und -spasmen sind ebenfalls Vata-Eigenschaften.

Ernährungsbedürfnisse des Vatas

Wenn sie sich von Rohkost ernähren, sollten Vatas viele schwere, fettreiche Lebensmittel wie Avocados und eingeweichte Nüsse und Samen essen. Diese Lebensmittel können die Trockenheit und Leichtigkeit des Vata-Typs gut ausgleichen. Auch das Erhitzen von Kräutern, die mit der Rohkost vermischt werden, ist sinnvoll, da Vatas Wärme benötigen. Rohköstler dieses Doshas sollten ihre Lebensmittel in der Sonne oder im Ofen auf etwa 40 Grad anwärmen. Die Unausgeglichenheit des Vata-Doshas wird durch Trockenfrüchte verstärkt. Daher sollten nur lang eingeweichte Trockenfrüchte verzehrt werden. Für den Vata-Typ ist es besonders wichtig, zu regelmäßigen Zeiten zu essen und nicht zu lange Pausen zwischen den Mahlzeiten einzulegen. Rohe Gemüse können in einem Mixer püriert werden, um die Verdauung zu erleichtern. Dadurch bekommen Vatas das von ihnen benötigte Wasserelement, und die Enzyme der Gemüse bleiben erhalten. Das Pürieren von Lebensmitteln und der Verzehr eingeweichter Nüsse und Samen minimiert die konstitutionsbedingte Entstehung von Blähungen. Allgemein sollten Vatas eine Ernährung wählen, in der viele Speisen von flüssiger Konsistenz sowie ölige, salzige und warme Lebensmittel vorkommen. Dies trifft besonders auf Rohköstler mit Vata-Dosha zu.

Psychophysiologische Merkmale des Vatas

Vatas sind in der Regel aktiv und rastlos, verfügen aber nur über geringe Ausdauer. Ihre Energie schwankt stark und ist rasch aufgebraucht. Sie können keine Energie speichern und haben die Tendenz, sich zu überanstrengen. Sie sind wie eine Streichholzflamme, die hell aufleuchtet und schnell wieder erlischt. Körperliche Aktivität ist häufig sehr anstrengend für Vatas. So wie ihre Energie ist auch ihr Puls schnell, dünn und unregelmäßig. Dies schlägt sich in ihrem Sexualleben nieder. Phasenweise haben sie ein starkes Interesse an Sex und verausgaben sich dabei völlig.

Vata-Menschen sind sehr kreativ. Ihr Geist ist aufmerksam, aktiv und rastlos. Sie sprechen schnell und geraten leicht in einen Zustand mentaler Erschöpfung. Auf intellektueller Ebene begreifen sie Ideen und Konzepte rasch. Vatas sind oft Visionäre, Künstler und Theoretiker. Sie lieben aufregende Veränderungen in ihrem Lebensstil. Ausgeglichene Vatas sind lebhaft und temperamentvoll, enthusiastisch, redselig, gesellig und voller kreativer Energie.

Vatas sind empfänglich für subtile Energien. Sie sind harmoniebedürftig und neugierig. Daher ist es für sie leicht, ein spirituelles Leben zu führen. Manchmal ist jedoch ihre Willenskraft nur schwach entwickelt und muß durch eine stetige Disziplin gestärkt werden. Sie begreifen neue Informationen schnell, vergessen sie aber auch leicht. Sie sind sensibel für ihr Umfeld und werden von Lärm und Disharmonie stark beeinträchtigt. Laute Musik empfinden sie mitunter als geradezu schmerzhaft. Vatas denken vorwiegend in Wörtern. Ich stelle sie mir häufig als Menschen vor, deren Nervensystem nur eine sehr dünne Schutzschicht hat. Sie geraten viel leichter aus ihrer Mitte als die anderen Doshas. Das Ausbalancieren des Vata-Doshas beseitigt mitunter auf beeindruckende Weise Unausgeglichenheiten des Nervensystems.

Die dünnere Schutzschicht läßt Vatas anfälliger auf Veränderungen in ihrem Umfeld reagieren. Oft können sie nachts nicht einschlafen oder wachen zu früh am Morgen auf. Häufig träumen sie vom Fliegen und haben aufwühlende, bewegende Träume. Sie tendieren zu Nervosität, übermäßigen Sorgen und Ängsten. Vatas sind leicht reizbar und werden schnell ärgerlich, wobei ihr Ärger jedoch rasch wieder verfliegt. Ihr aktiver Geist benötigt eine permanente Stimulation. Vatas gewinnen schnell Freunde, allerdings sind die Beziehungen meist nur von kurzer Dauer. Vata-Personen wirken häufig unkonzentriert und zerstreut. Dennoch sind sie offen und aufnahmefähig für spirituelle Entwicklung. Sie wechseln schnell von einem Freundeskreis oder einer sozialen Gruppe zur nächsten und beschäftigen sich mit vielen Dingen nur oberflächlich, bis ihr Interesse von etwas Neuem angezogen wird.

Die spirituellen Herausforderungen des Vatas

Für Vatas ist es wichtig, mit ihren Energien besser hauszuhalten. Sie müssen darauf achten, ihren Lebensstil in geregelte, harmonische Bahnen zu lenken. Gelingt ihnen dies nicht, stellt sich ein Syndrom der Unausgeglichenheit ein, das sich durch chronische Erschöpfung und allgemeinen Energiemangel äußert. Wenn Vatas ein ausgeglichenes Leben führen, wirkt sich dies positiv auf ihren Gesundheitszustand und ihr spirituelles Leben aus. Ausgeglichenheit ist von allen drei Doshas für den Vata-Typ am schwersten erreichbar. Dabei bedürfen sie eben jener Stabilität, um ihre Visionen verwirklichen zu können.

Wie man eine Unausgeglichenheit des Vata-Doshas erkennt

Die Symptome einer Vata-Unausgeglichenheit sind Nervosität, Angst, Sorgen, Schlaflosigkeit, Schmerzen, Krämpfe und Zittern. Auch trockene und spröde Haut, Arthritis, Abmagerung, Steifheit, Verstopfung, allgemeine Trockenheit, Durst, Schlaflosigkeit, übermäßige Empfindlichkeit und Reizbarkeit sind Anzeichen von Störungen des Vata-Doshas. Vatas tendieren zu Dickdarmproblemen und Blähungen. Des weiteren können Schmerzen des unteren Rückens oder Nervensystemstörungen wie Ischiasbeschwerden, Lähmungen und verschiedene Formen von Neuralgien auftreten. Fast alle psychosomatischen Symptome stehen mit einer Vata-Unausgeglichenheit in Verbindung.

Diese Vata-Störungen treten besonders bei kaltem, windigem oder stürmischem Wetter auf. Einer meiner Patienten mit starkem Vata-Dosha konnte seine Schlaflosigkeit beseitigen, indem er nachts seine Klimaanlage abstellte. Der stetige Windzug war die Ursache für seine Vata-Unausgeglichenheit und die dadurch hervorgerufene Schlaflosigkeit.

Beim Vata-Typ führt jegliche Form von extremer Belastung in eine Unausgeglichenheit. Dies gilt für körperliche Anstrengungen, mentale Arbeit, erhebliche Umstellungen der Ernährungsweise, Trauer, Ärger, die Unterdrückung natürlicher Bedürfnisse oder extreme Wetterbedingungen. Alles Exzessive bringt Vatas aus ihrem Gleichgewicht, das nur durch ein ruhiges, stabiles Umfeld wiederhergestellt werden kann.

Einige meiner Vata-Dosha-dominierten Patienten haben entdeckt, daß sie nur dann erfolgreich sein können, wenn sie sich ständig um eine ausgewogene Lebens- und Ernährungsweise bemühen. Gesunde, lebensfrohe Vatas betrachten ihre Konstitution als spirituelle Herausforderung. Alles andere würde es dem reinen Vata-Typ nahezu unmöglich machen, sich in unserer Gesellschaft zurechtzufinden. Folgendes Beispiel soll dies verdeutlichen. Als eine meiner Patientinnen mich zum ersten Mal aufsuchte, war sie eine typische schlanke, leicht reizbare, sorgenvolle Vata-dominierte Person, die sich ständig mit ihrem Ehemann stritt. Sie wollte sich nie auf etwas festlegen, fühlte sich durch ihre Rolle als Mutter eingeengt und wäre am liebsten vor allen Verpflichtungen davongelaufen. Sie nahm regelmäßig Marihuana und andere stimulierende Drogen. Außerdem aß sie viel Fleisch und sehr unregelmäßig. Sie nahm sich oft zuviel vor und fühlte sich von ihren Aufgaben leicht überwältigt. Sie war depressiv und ärgerlich mit sich selbst und ihrer Arbeit. Nach 18 Monaten Therapie in den Bereichen Ernährung, Homöopathie, Familienberatung und Meditation hatte sich jedoch ihr Leben vollständig transformiert. Sie war nunmehr ein Paradebeispiel für Ausgeglichenheit und Harmonie. Sie selbst konnte ihre eigene Wandlung kaum glauben. Ihre Ehe war glücklich, und sie liebte ihre Mutterrolle. Sie meditierte regelmäßig und hatte sich auf eine vegetarische, zu 80 Prozent aus Rohkost bestehende Ernährung umgestellt. Den Drogenkonsum hatte sie beendet. Auch in ihrer Arbeit übernahm sie sich nicht mehr. In ihrer Freizeit verwandelte sie ihr Zuhause in einen „Garten Eden". Der Schlüssel zu ihrem Erfolg war das gesteigerte Verständnis ihrer Konstitution, das sich daraus ergebende Streben nach Ausgeglichenheit und die Vermeidung von Streß. Sie betrachtete ihre Vata-Konstitution nunmehr als spirituelle Herausforderung. Ihr chaotisches, unglückliches Dasein wurde zu einem für sie höchst erfüllten, gesegneten Leben.

Eine andere Patientin mit starkem Vata-Dosha befand sich bereits längere Zeit auf einem spirituellen Weg und war sich auch ihres Doshas wohl bewußt, als sie mich aufsuchte. Einer der wichtigsten Faktoren, durch den sie ihre Ausgeglichenheit erreichte, war die Einhaltung einer 80prozentigen Rohkosternährung. Sie war sehr sensibel, und immer, wenn sie sich anders ernährte, geriet sie körperlich und geistig aus dem Gleichgewicht. Bei Vatas tritt häufig ein Phänomen auf, das ich als Zeitkrankheit bezeichne. Sie überlasten sich, werden vom Streß überwältigt und geraten in schwere Krisen. Für diese Patientin war es besonders wichtig zu lernen, sich nicht mehr von den Aufgaben ihrer spirituellen Gruppe überfordern zu lassen. Gesunde, ausgeglichene Vatas haben gelernt, „nein" zu sagen. Sie teilen sich ihre Zeit und Energie richtig ein, um dadurch belastendem Streß aus dem Wege zu gehen.

Meine eigene Konstitution ist Kapha-Vata. Vata manifestiert sich in meinem Muskel-Skelettsystem. Durch regelmäßiges Stretching und Atemübungen halte ich mein Vata ausgeglichen. Besonders das Reisen ist eine Belastung, so daß ich mich intensiv dem Hatha-Yoga und anderen Vata-ausgleichenden Faktoren zuwende. Am Tag nach der Ankunft esse ich nur wenig und mache leichte körperliche Übungen. Ich achte immer darauf, mich warm zu halten und die für Vatas gefährliche Kälte oder

Wind zu vermeiden. Diese Kleinigkeiten entscheiden, ob ich mich lebendig und voller Energie oder abgeschlafft und steif fühle. Gern verzichte ich auf den steifen Nacken und die Muskelprobleme, die mich früher bei längeren Reisen oft plagten.

Einige anregende Gedanken

Ihre physischen, emotionalen, mentalen und spirituellen Bedürfnisse sind einzigartig.

Bewußtes Essen ergibt sich aus dem immer feiner werdenden Gespür für Ihre Einzigartigkeit.

Wie das Vata-Dosha aus dem Gleichgewicht gerät

➢ Durch das Fehlen eines harmonischen, beruhigenden Umfelds.

➢ Durch übermäßige körperliche und mentale Aktivität, viel Reisen, Zeit- und Termindruck, zuviel Arbeit, exzessives Fasten oder andere Extreme.

- Durch einen chaotischen, unregelmäßigen Lebensstil, der sich nicht an den natürlichen Kreisläufen orientiert, wie Nacht- oder häufig wechselnde Schichtarbeit, unregelmäßiges Essen und eine von Streß geprägte Lebensweise.
- Durch zuwenig Schlaf, Entspannung oder Meditation.
- Durch das Leben in einem kalten, windigen Klima.
- Durch die Benutzung von Kokain, Speed oder sonstigen Drogen.
- Durch zu starkes Ausleben oder Unterdrücken von Gefühlen.
- Durch das Essen von trockenen, eingefrorenen Resten; durch kühle, leichte, bittere, adstringierende oder scharfe Lebensmittel.
- Durch zuviel Sorgen, Ängste und übermäßige mentale Aktivität.

Wie man das Vata-Dosha ausgleichen kann

- Durch das Leben in einem warmen, feuchten, ruhigen Klima mit nur wenig Wind. Vatas sollten sich stets gut warm halten.
- Durch ein gemäßigtes, ausgeglichenes Leben in Harmonie mit den Naturkreisläufen. Vatas sollten immer sanft mit sich umgehen und alle körperlichen, emotionalen oder mentalen Exzesse vermeiden.

- ➢ Durch das Essen von warmen und flüssigkeitsreichen Lebensmitteln, die genug Fett enthalten und keine Blähungen provozieren (wie z.B. Bohnen). Vatas sollten gekühlte oder mit Eiswürfeln versehene Getränke oder Speisen meiden.
- ➢ Durch das Essen von süßen, salzigen und sauren Lebensmitteln, die nicht gleichzeitig zu trocken sind (wie z.B. dehydrierte Nahrungsmittel).
- ➢ Durch genug Schlaf.
- ➢ Durch regelmäßige Meditation, um den Geist ruhig und klar zu halten.
- ➢ Durch den Versuch, das eigene Umfeld so sicher wie möglich zu gestalten.

Das Bild des Kapha-Doshas

Kapha-Eigenschaften sind fast das Gegenteil der Vata-Merkmale. Dem Kapha-Dosha entsprechen symbolisch Elefant, Stier, Pferd, Meeresschildkröte und Löwe. Kaphas sind die stillen, zuverlässigen Menschen, die beständig ihrer Arbeit nachgehen, ohne sich zu beschweren. Kaphas sind familienorientierte Menschen, die gern zu Hause sind und sich mit den Dingen, so wie sie sind, zufrieden geben. Sie neigen dazu, ihre Energie in allen Lebensbereichen zu speichern. Kaphas sind Sammler und haben die Tendenz, alles festzuhalten: Besitz, Geld, die Vergangenheit, Menschen, Energie, Worte und ihr Körpergewicht. Kapha kombiniert die Qualitäten von Erde und Wasser, wie Schleim oder Schlamm. Kapha-Energie ist träge, dick, schwer, langsam, stabil, zähflüssig, klebrig und kalt. Ein unausgeglichener Kapha ist ein Mensch, der zuviel ißt, übergewichtig ist und den Großteil seiner Zeit vor dem Fernsehgerät verbringt.

Physische Eigenschaften des Kaphas

Kaphas speichern ihre Energie häufig in ihrem Körper. Es fällt ihnen schwer, Körpergewicht zu verlieren. Kapha-Frauen setzen leicht im Hüft- und Gesäßbereich Gewicht an. Sie neigen dazu, Wasser im Körper zu speichern, besonders vor ihrer Periode. Ihre Periode ist meist regelmäßig und verläuft ohne übermäßige Blutungen oder Komplikationen.

Kaphas haben eine schwere Knochenstruktur sowie breite Schultern und Hüften. Ihre Finger und Zehen sind meist kurz und dick im Vergleich zum übrigen Körper. Die Kapha-Tendenz, Energie zu speichern, macht sich durch etwas höheres Körpergewicht bemerkbar. Kaphas nehmen sehr leicht zu. Insgesamt ist ihr Körper jedoch wohlproportioniert. Ihre Gelenke sind stabil und geschmeidig.

Die Haut des Kapha-Typs weist eine gute Feuchtigkeit auf. Kaphas werden in der Sonne schnell braun und haben glatte und dicke Haut. Mitunter haben sie ein paar Sommersprossen und Leberflecke. Ihre Haut ist manchmal kühl, aber nicht kalt, da sie eine gute Blutzirkulation besitzen. Kaphas schwitzen mäßig. Typisches Kapha-Haar ist ölig, leicht wellig, dick und braun oder dunkelbraun. Kapha-Nägel sind kräftig, groß und ebenso symmetrisch wie ihre Zähne. Die Zunge ist nur selten belegt. Wenn Kaphas unausgeglichen sind, haben sie mitunter einen süßlichen Geschmack im Mund. Kaphas haben oft große Augen, deren Farbe blau oder braun ist.

Sport ist für Kaphas sehr nützlich. Wenn sie sich nicht regelmäßig und ausreichend körperlich betätigen, sind sie nicht besonders leistungsfähig. Paradoxerweise haben Kaphas jedoch selten Lust, Sport zu treiben. Erst wenn sie dabei sind, erkennen sie, wie sich ihr Wohlbefinden dadurch verbessert. Kaphas haben meist einen guten Muskeltonus und eine gute Koordination. Sie können von allen drei Doshas schweren körperlichen Belastungen am ehesten standhalten.

Kaphas haben einen geringeren Sexualtrieb als die anderen beiden Doshas, da sie dazu neigen, ihre Energien zu speichern.

Es ist beim Sex jedoch wie beim Sport: Wenn sie Spaß daran gefunden haben, versuchen sie, auch diesen Aspekt häufiger in ihr Leben zu integrieren. Kaphas, die über viel gespeicherte Energie verfügen, sind sehr fruchtbar. So wie ihre allgemeine Physis ist auch ihr Puls langsam, rhythmisch und kräftig.

Kaphas haben einen tiefen und langen Schlaf. Von allen Doshas schlafen Kaphas am längsten. Meist erwachen sie erfrischt und aufmerksam. Wenn sie jedoch tagsüber schlafen, fühlen sie sich oft schlapp und verlangsamt. Nur selten leiden sie unter Schlaflosigkeit, und ihre Träume sind in der Regel ruhig und friedlich.

Ernährungsbedürfnisse des Kaphas

Die Verdauung eines Kaphas ist langsam und regelmäßig. Besonders ölige und fettige Speisen verzögern den Verdauungsprozeß. Kaphas haben in der Regel einmal täglich Stuhlgang. Ihr Appetit ist gemäßigt, und sie haben von allen drei Doshas am wenigsten Durst. Zuviel Wasser verursacht leicht ein Ungleichgewicht. Nach meiner Erfahrung ist es für Kaphas sinnvoller, etwas weniger als die häufig empfohlenen 2 Liter Wasser pro Tag zu trinken. In meinem Labor kann ich den Wasserhaushalt überprüfen. Kaphas, die 2 Liter Flüssigkeit pro Tag trinken, haben oft zuviel Wasser im Körper. Ich bin Kapha-Vata-Typ und esse hauptsächlich Obst und Gemüse. Wenn ich mehr als 1 Liter Wasser am Tag trinke, habe ich zuviel Wasser im Körper. Zuviel Flüssigkeit kann eine Kapha-Störung begünstigen, insbesondere wenn sie zu jener Zeit aufgenommen wird, in der die Kapha-Kräfte am stärksten sind, nämlich zwischen 6-10 Uhr und 18-22 Uhr.

Kaphas erreichen durch eine leichte, warme und trockene Ernährungsweise eine optimale Ausgeglichenheit. Die in der westlichen Welt übliche Durchschnittskost mit zuviel Fett, Zucker und Kochsalz ist für Kaphas am schlimmsten. Fast-Food-Konsum hat katastrophale Auswirkungen auf das Kapha-Dosha.

Auch Milchprodukte üben eine negative Wirkung aus. Eine Rohkosternährung, die viel bitteres und adstringierendes grünes Gemüse sowie erhitzte, scharfe Kräuter enthält, ist für Kaphas die geeignetste Kostform, da sie allzu gern zunehmen und eine langsame Verdauung haben. Je leichter Kaphas essen, um so leichter wird auch ihre Verdauung sein. Ein solches Ernährungsverhalten fördert die Gesundheit des Kapha-Typs auf optimale Weise.

Psychophysiologische Aspekte des Kaphas

Die typische Kapha-Persönlichkeit ist ruhig, beständig, entspannt und ernsthaft. Ein Kapha ist innerlich ruhig und gerät durch Streßsituationen nicht so leicht aus dem Gleichgewicht wie die anderen Doshas. Das intellektuelle Verständnis ist manchmal etwas langsamer, allerdings behält er einmal Gelerntes besser. Gemäß ihrem etwas ruhigeren Geist sprechen Kaphas meist langsam und vorsichtig. Sie reden wenig und beteiligen sich an Gesprächen nur, wenn sie etwas Wichtiges zu sagen haben. Eine Kapha-Person hat meist eine tiefe und volle Stimme. Sie ist würdevoll in Sprache, Ausdruck und Auftreten.

Kaphas sind tolerant, ausgeglichen, liebevoll und vergeben leicht. Sie haben ein stark ausgeprägtes Gerechtigkeitsgefühl, sind großzügig, geduldig, bescheiden und beständig. Ihre Beziehungen sind stabil, und ihr Geist ist klar und ausgeglichen. Kaphas gehen Auseinandersetzungen am liebsten aus dem Weg. Bei Konfrontationen ziehen sie sich mitunter zurück wie eine Schildkröte in ihren Panzer. Nur ein liebevolles Umfeld vermag sie aus dieser Schutzhaltung herauszulocken.

Manchmal neigen Kaphas zu Selbstzufriedenheit und scheuen sich vor Veränderungen. Sie tendieren zu Trägheit, da sie Energie eher speichern als verbrauchen. Wenn sie jedoch einmal in Schwung geraten sind, können sie starke Emotionen empfinden. Unter Druck neigen sie dazu, anstehende Dinge immer wieder aufzuschieben. Kaphas benötigen viel Zeit für ihre Entscheidungen. Wenn sie sich jedoch zu einem bestimmten Vorgehen oder für eine Beziehung entschieden haben, stehen sie auch dazu. Eine Unausgeglichenheit ihres Doshas führt zu Passivität, Trägheit und Überempfindlichkeit. Kaphas können, wenn sie aus ihrem Gleichgewicht geraten sind, geizig werden und überzogene Besitzansprüche stellen. Sie versuchen, alles festzuhalten und sich krampfhaft an Dinge zu klammern, die sie nicht verlieren wollen. Besitzansprüche und Gier sind die beiden häufigsten Ausdrucksformen einer Kapha-Unausgeglichenheit.

Kaphas erfahren die Welt durch ihre Sinne und Emotionen. Sie sind stark mit der materiellen Welt verbunden und neigen dazu, Besitz anzuhäufen. Sie lieben das Gewohnte und das Beständige. Sie verbringen ihre Zeit am liebsten zu Hause im trauten Kreis ihrer Familie. Kaphas können Informationen gut behalten, sind aber keine großen Theoretiker. Sie verstehen es, Dinge am Laufen zu halten. Das Erkunden von Neuland überlassen sie lieber anderen. Innovationen werden von Kaphas meist nicht geschaffen, sondern stabilisiert. Kaphas sind gute Vermittler und eignen sich als Manager und Bürokraten. Ihre Scheu vor Veränderungen macht sie mitunter unflexibel. Sie sind die soliden Bürger, die ihr Leben genießen und nicht zuviel Aufhebens von sich machen, wenn man sie in Ruhe läßt.

Die spirituellen Herausforderungen des Kaphas

Für Kaphas ist es wichtig, ihre Neigung zu Trägheit und Selbstzufriedenheit in den Griff zu bekommen, so daß sie sich mit anderen Menschen und dem Göttlichen besser verbinden können. Kaphas verlieren sich leicht in spirituellen Ritualen oder Dogmen. Dadurch laufen sie Gefahr, den Sinn ihres eigenen Lebens und ihre Sehnsucht nach wahrer Spiritualität aus den Augen zu verlieren. Kaphas müssen ihre gute Erdung und ihre Beständigkeit als Grundlage für ein aktives, dynamisches spirituelles Leben verstehen. Sie sollten lernen, daß Veränderungen notwendig sind, um ihre Verbundenheit mit dem Göttlichen zu erhalten und zu vertiefen.

Wie man eine Unausgeglichenheit des Kapha-Doshas erkennt

Symptome einer Kapha-Störung sind Schwere, Schläfrigkeit, Verstopfung, Juckreiz, Hautkrankheiten, Abgestumpftheit, Trägheit, Depressionen, Ödeme, Gelenkschwellungen und eine übermäßige Schleimproduktion in Auge, Ohr, Nase, Rachen und Lungen. Kaphas tendieren zu Erkältungen, Grippe und Infektionen der oberen Luftwege. Durch zu viel süße, kalte und feuchte Speisen wie Eis geraten Kaphas leicht aus dem Gleichgewicht. Dies wird durch kaltes, feuchtes Klima noch begünstigt. Ausgleichend wirken warmes, trockenes Wetter und warme, trockene Speisen. Kaphas profitieren von Sport und Hitze, einer schleimfreien Ernährung, viel Rohkost und periodischem Fasten. Kaphas sollten Süßigkeiten meiden, da sie sonst in eine „süße" Selbstzufriedenheit verfallen und träge werden. Als einziges Süßungsmittel sollte natürlicher, nicht hitzebehandelter, ungefilterter Honig verwendet werden, der auf Kaphas ausgleichend wirkt.

Diejenigen, die zu einer Kapha-Unausgeglichenheit neigen, sind empfindlich gegenüber kaltem und feuchtem Wetter. In Indien, wo der Jahreszeitenwechsel extrem ist, verschlimmert sich das Asthma vieler Menschen während der Regenzeit. Aufgrund meiner Kapha-Tendenzen esse ich morgens oder nach dem Sonnenuntergang keine Wassermelonen. Zu diesen Zeiten entsteht am leichtesten eine Kapha-Unausgeglichenheit. Wenn ich morgens zuviel Flüssigkeit oder wasserreiche Früchte zu mir nehme, stellt sich rasch eine Flüssigkeitsansammlung in meiner Nase ein, die nach wenigen Minuten in der Sonne wieder verschwindet. Wenn ich zu ungünstigen Zeiten Wassermelonen esse, stellt sich bei mir selbst im Sommer nach kurzer Zeit eine erhöhte Schleimproduktion ein. Ich brauchte lange dafür, um herauszufinden, daß Rohkosternährung alleine die Kapha-Tendenz zu erhöhter Schleimbildung nicht vollständig ausgleichen kann. Die Kapha-Neigung zu Flüssigkeitsspeicherung und gesteigerter Schleimproduktion wird auch durch Sonne, Sauna und etwas Cayennepfeffer am Morgen gemildert.

Das obige Beispiel soll verdeutlichen, wie wichtig die Zeiten sind, zu denen bestimmte Lebensmittel verzehrt werden. Esse ich die Wassermelone zur Pitta-Zeit des Tages, zwischen 10 und 14 Uhr, hat sie eine rundum positive, ausgleichende Wirkung, insbesondere wenn ich mich zuvor in der Sonne aufgehalten habe. Daher nehme ich Wassermelonen ausschließlich an heißen Sommertagen zu mir. Dies ist ein Beispiel dafür, wie man Lebensmittel, Umwelteinflüsse und das eigene Dosha miteinander in Einklang bringt.

Wie das Kapha-Dosha aus dem Gleichgewicht gerät

- Durch faules Herumsitzen; übermäßigen Konsum von fetten, öligen, fritierten Speisen und regelmäßige Schläfchen nach dem Essen.

- Durch den täglichen Verzehr von mindestens einem süßen, fettreichen Dessert und dem Konsum von viel Eis beim Fernsehen.

- Durch das Überessen und insbesondere den Verzehr von süßen, öligen, salzigen, kühlenden, gefrorenen oder wasserreichen Nahrungsmitteln. Auch der übermäßige Verzehr von Weißbrot, Gebäck und Kuchen erzeugt leicht eine Kapha-Unausgeglichenheit.

- Durch Verzicht auf jegliche körperliche Betätigung.

- Durch die Unterdrückung von Kreativität und die Förderung von geistiger und körperlicher Trägheit. Durch ein stupides Alltags- und Berufsleben ohne Herausforderung.

- Durch die Verwendung von Beruhigungsmitteln und Schlaftabletten.

- Durch die Unterdrückung aller Emotionen und Konflikte.

- Durch das Leben in einem nassen, feuchten und kalten Klima.

- Durch das Sammeln und Festhalten aller möglichen Dinge.

- Durch das Befolgen orthodoxer Rituale.

Wie man das Kapha-Dosha ausgleichen kann

- Durch ein aktives, kreatives, stimulierendes Leben auf körperlicher, emotionaler und mentaler Ebene; durch täglichen Sport, einen interessanten Freundeskreis und ein harmonisches berufliches Umfeld. Die Fernsehzeit sollte minimiert werden.

- Durch das Essen von warmen, trockenen, scharfen, bitteren und adstringierenden Speisen. Süße, salzige, ölige, schwere und saure Speisen sollten nur so selten wie möglich gegessen werden.

- Durch eine zu 80 Prozent aus Rohkost bestehende Ernährungsweise.

- Indem man nur so viel Nahrung zu sich nimmt, wie man wirklich braucht.

- Durch eine auf etwa 1 Liter pro Tag reduzierte Flüssigkeitsaufnahme.

- Durch das Ausdrücken von Gefühlen, so wie sie in der jeweiligen Situation auftreten.

- Durch das Ablegen des Schutzpanzers und einen regeren Austausch mit der Außenwelt.

- Indem man nur solche spirituellen Praktiken befolgt, die wirklich den Kontakt mit dem Göttlichen und dem eigenen Lebenssinn vertiefen.

Das Bild des Pitta-Doshas

Die archetypischen Tiere, die mit dem Pitta-Dosha assoziiert werden, sind Tiger, Katze und Affe. Ein gut koordinierter, ausgeglichener Zehnkämpfer, ein mutiger Krieger und ein willensstarker Konzernchef sind weitere Stereotype, die man mit dem Pitta-Dosha verbindet. Bei Frauen kann man sich eine Amazone vorstellen. Auch ein heißblütiger Teenager bringt Pitta-Qualitäten zum Ausdruck. Das grundlegende Element des Pitta-Doshas ist das Feuer. Feuer ist heiß, intensiv, beweglich und leicht. Man verbrennt sich, wenn man sich ihm zu sehr nähert. Mit etwas Abstand ist es jedoch wärmend und inspirierend. Pittas sind in allen Bereichen ihres Lebens heiß und leben intensiv.

Körperliche Eigenschaften des Pittas

Pittas sind meist von mittelgroßer Statur und haben einen gut proportionierten Körper mit durchschnittlichem Gewicht. Wenn sie zunehmen, verteilen Pittas das Gewicht gleichmäßig über den Körper. Sie können leicht zu- und abnehmen. Ein Pitta-Typ ist körperlich stark und elegant. Pittas besitzen meist helle Haut, die sehr sonnenempfindlich ist. Häufig haben sie Sommersprossen und bekommen einen Sonnenbrand, bevor sie richtig braun werden. Bei Pittas treten leicht Hautprobleme auf. Die Haut ist empfindlich und neigt zu Ausschlägen, Entzündungen und Pickeln. Während des Sommers können sich diese Neigungen verstärken.

Durch ihre Dosha-bedingte Hitze haben Pittas stets eine warme Haut. Sie schwitzen leicht, selbst bei kaltem Wetter, und haben oft feuchte Handinnenflächen. Pittas tragen meist rotes, hellbraunes oder blondes Haar. Auch tritt bei ihnen häufig schon in jungen Jahren eine Glatze oder weißes und graues Haar auf. Ihre Nägel sind kräftig und weisen aufgrund der guten Durchblutung eine rosarote Färbung auf. Die Augenfarbe des Pitta-Typs ist meist haselnußbraun, grün, rötlich oder blau. Bei vielen Pittas kann man ein charismatisches Feuer in den Augen erkennen, das in alle Richtungen ausstrahlt. Ihr Mund ist mittelgroß und ihre Zähne neigen zu Karies. Häufig leiden sie unter Zahnfleischblutungen. Außerdem neigen Pittas zu Zungen- und Mundgeschwüren. Ihre Körpertemperatur ist mitunter so hoch, daß ihre Zunge eine dunkelrote Farbe aufweist. Wenn eine Unausgeglichenheit besteht, können Pittas am Morgen einen sauren bis metallischen Geschmack im Mund haben.

Pittas haben ein starkes Verdauungsfeuer und großen Appetit. Dadurch werden sie von allen Doshas am wenigsten durch ungünstige Lebensmittelkombinationen beeinträchtigt. Allerdings sind sie leicht reizbar, wenn sie trotz großen Hungers nichts essen. Das Essen wirkt auf Pittas in der Regel beruhigend. Sie lieben kühle Getränke. Ihr Stuhlgang ist regelmäßig und häufig, wobei der Stuhl mitunter gelblich bis orange ausfällt. Eine zu intensive Farbe deutet auf eine Pitta-Unausgeglichenheit hin. Aufgrund ihrer konstitutionsbedingten Hitze haben Pitta-Frauen sehr starke Monatsblutungen, die auch länger andauern. Das Blut ist in der Regel leuchtend rot. Während ihrer Periode haben Pitta-Frauen oft leichte Unterleibskrämpfe und noch häufigeren Stuhlgang.

Bis zur Überhitzung genießen Pittas anstrengende körperliche Betätigungen. Pittas benötigen jedoch nicht soviel Bewegung wie Kaphas und werden leichter müde. Nach anstrengendem Sport sind Pittas im Vergleich zu Kaphas wesentlich hungriger und durstiger. Der Puls des Pitta-Typs ist regelmäßig und kräftig, mit einer Frequenz von durchschnittlich 70 Schlägen pro Minute.

Pittas haben einen regelmäßigen, problemlosen Schlaf. Dennoch schlafen sie nur leicht und sind nach dem Erwachen sofort sehr aufmerksam. Pittas benötigen weniger Schlaf als Kaphas. Sie haben intensive Träume, die meist farbig sind und ihnen noch lange in Erinnerung bleiben. Oft träumen Pittas von Verfolgungen. In ihren Träumen gibt es meist viel Hitze oder Licht.

Ernährungsbedürfnisse des Pittas

Die beste Ernährung für Pittas ist ungewürzte, milde Rohkost. Von allen drei Doshas sind sie am empfindlichsten gegenüber Giftstoffen aus Wasser, Luft und Nahrung. Für Pittas ist es besonders wichtig, biologisch angebaute Lebensmittel zu essen und gefiltertes Wasser zu trinken. Andere gesundheitsschädigende Substanzen wie Alkohol, Kaffee, Marihuana und Zigaretten bewirken ebenfalls eine Pitta-Unausgeglichenheit. Am besten eignen sich für Pitta-Personen kühle und schwere Lebensmittel von süßem, bitterem oder adstringierendem Geschmack. Eine negative Wirkung auf das Pitta-Dosha haben stark gewürzte, ölige, salzige oder saure Nahrungsmittel. Das Überessen ist eine weitere Gefahr für Pittas, da sie zu säurebedingten Verdauungsstörungen wie Sodbrennen neigen. Pittas sind bei einer eiweißarmen Ernährung am leistungsfähigsten. Eiweiß, insbesondere aus Fleischnahrung, erzeugt vermehrt Hitze und eine Stoffwechselbeschleunigung um 30 Prozent.

Psychophysiologische Eigenschaften des Pittas

Eine Pitta-Persönlichkeit ist ehrgeizig, intensiv und wettkampforientiert. Sie hat viel inneres Feuer, was sich durch die Tendenz, leicht ärgerlich zu werden, bemerkbar macht. Meist sind Pittas intelligent und verstehen neue Informationen schnell. Ihre Arbeit wissen sie sich gut einzuteilen. Sie leben nach der Uhr und hassen es, wenn andere Menschen sie unnötig aufhalten und ihre Zeit verschwenden. Pittas sind gute Führungspersönlichkeiten und Organisatoren. Sie wollen nach Möglichkeit jede Situation kontrollieren. Während Vatas oft schlecht geerdete Theoretiker sind, handelt es sich bei Pittas häufig um Ingenieure, die die Pläne oder Ideen in die Realität umsetzen. Im Gegensatz zu Kaphas haben Pittas kaum Interesse an der Alltagsroutine eines Unternehmens. Während die Kaphas zuverlässige, beständige Arbeitsbienen sind, setzen Pittas die Dinge lieber in Gang und delegieren die fortan zu erledigenden Aufgaben. Pittas stellen sich alles in Bildern vor. In der Regel fällt es ihnen leicht, zukünftige Ereignisse zu visualisieren oder sich lebhaft an die Vergangenheit zu erinnern. Pittas verfügen meist über ein ausgezeichnetes Erinnerungsvermögen und behalten wie Kaphas einmal Gelerntes leicht.

Pittas sind Führungspersönlichkeiten, die manchmal andere Menschen dominieren. Sie sind extrovertiert und kontaktfreudig. Pittas geben sich mitunter hart, sind aber meistens fair. Im ausgeglichenen Zustand sind Pittas glücklich, zuversichtlich und freundlich. Wenn sie jedoch ärgerlich werden, entpuppen sie sich manchmal als rachsüchtig oder gemein. Pittas geraten schnell aus dem Gleichgewicht, wenn die Menschen in ihrem Umfeld ihnen Feindseligkeit, Haß oder Eifersucht entgegenbringen. Wenn andere die Dinge nicht so schnell begreifen wie sie selbst, werden sie mitunter ungeduldig. Dadurch neigen sie zur Arroganz. Das Pitta-Feuer äußert sich manchmal in scharfem Sarkasmus oder Empörung und Ungeduld. Oft widmen sie sich ihrem eigenen Wachstum und bekleiden führende Positionen in einengenden Organisationen, die spiritueller, kultureller, sportlicher oder wirtschaftlicher Natur sein können. Pittas können gut mit Energien und Geld umgehen, im Gegensatz zu Vatas, die eher impulsiv und exzessiv handeln.

Wie man eine Unausgeglichenheit des Pitta-Doshas erkennt

Wenn Pittas aus ihrem Gleichgewicht geraten, können Eitelkeit, Intoleranz, Stolz, Aggressivität, Sturheit, Feindseligkeit, Eifersucht und übermäßiger Ärger auftreten. Chronisch ärgerliche Personen sind oft vom unausgeglichenen Pitta-Typ. Auf körperlicher Ebene können sich Sodbrennen und eine Übersäuerung von Mund, Augen, Haut, Dünndarm und Magen einstellen. Andere Zeichen von Pitta-Unausgeglichenheit sind Ohnmacht, übermäßiges Schwitzen, Rastlosigkeit und gesteigertes Durstgefühl. Ein Hitzschlag tritt bei Pittas wesentlich häufiger auf als bei den anderen beiden Doshas. Des weiteren werden Pittas durch starken Ärger, Trauer, extreme körperliche Anstrengungen, Angst sowie zuviel salzige, scharfe, saure, trockene oder erhitzende Nahrung aus dem Gleichgewicht gebracht. Eine harmonisierende Wirkung haben kühles Wetter, die Nächte, süße Lebensmittel, kühle Bäder und geklärte Butter (das in der indischen Küche beliebte Ghee). Obwohl im Ayurveda Ghee als ausgleichende Maßnahme für Pittas empfohlen wird, kann ich mich diesem Rat nicht ohne Vorbehalte anschließen, da es sich dabei um ein erhitztes Milchprodukt handelt.

Mein Sohn Rafael ist ein gutes Beispiel für eine Pitta-Konstitution. Als wir in Indien Urlaub machten, erfreute er sich eines ausgezeichneten Gesundheitszustandes, bis die wirklich heiße Jahreszeit einsetzte. Als die Temperaturen fast 40 Grad erreichten, bekam er am ganzen Körper Hitzeausschläge und auf der Zunge Wundgeschwüre. Er fühlte sich völlig ausgelaugt und war ständig erschöpft. Dazu trat noch eine heftige Erkältung auf. Als die kühlere Regenzeit begann, waren alle Symptome verschwunden, und Rafael war wieder vollkommen gesund. Eine andere Frau mit ebenfalls starkem Pitta-Dosha litt aufgrund der Sommerhitze sogar unter Orientierungsstörungen. Sie geriet in ein Delirium und dachte, daß sie sterben würde. Durch eine Vielzahl kühler Speisen und homöopathischer Arzneien kehrte ihre Leistungsfähigkeit allmählich wieder zurück.

Spirituelle Herausforderungen des Pittas

Für Pittas ist es entscheidend, ihre konstitutionsbedingte Neigung zu Ärgerlichkeit und Reizbarkeit in innere Ruhe und Liebe umzuwandeln. Dies bedeutet nicht, daß sie ihre Gefühle unterdrücken sollten. Vielmehr sollten Pittas sich darum bemühen, ihre Emotionen auf etwas gemäßigtere, für andere weniger beleidigende Art auszudrücken. Dieses Bewußtsein und diesen Ausdruck von bedingungsloser Liebe zu entwickeln, ist der Höhepunkt der spirituellen Herausforderung.

Wie das Pitta-Dosha aus dem Gleichgewicht gerät

- Durch das Leben in einem heißen, trockenen Klima; durch Sport in großer Hitze und enger Kleidung.
- Durch die Vermeidung von kühlenden und ruhigen Orten.
- Durch einen von Streß gezeichneten Lebensstil.
- Durch das Ausleben aller aggressiven und ärgerlichen Gefühle und Gedanken. Durch den Versuch, andere Menschen herumzukommandieren und zu kontrollieren.
- Durch einen stressigen, von Konkurrenzdruck geprägten Job.
- Indem man das eigene Leben so frustrierend, kriegsähnlich, konfliktbeladen und aufwühlend wie möglich gestaltet und sich nur mit ähnlich gesinnten Menschen umgibt.
- Durch die strikte Vermeidung von Meditation.
- Durch exzessiven Alkoholkonsum und die Verwendung von Marihuana, Speed oder Kokain.

- Durch den Verzehr großer Mengen scharfer, heißer, öliger, saurer, säurebildender und salziger Nahrung. Auch große Mengen an Fleisch, Tomaten, Peperoni, Knoblauch, Zwiebeln, sauren Speisen, Joghurt und Koffein fördern eine Pitta-Unausgeglichenheit.

Wie man das Pitta-Dosha ausgleichen kann

- Durch das Leben in einem kühlen und beruhigenden sozialen Umfeld.

- Durch die Vermeidung von großer Hitze, Feuchtigkeit und Dampf. Auch in zwischenmenschlichen Beziehungen und allen Aktivitäten des Privat- und Berufslebens sollte zuviel Hitze, d.h. starke Konflikte und Auseinandersetzungen, vermieden werden.

- Durch regelmäßiges Meditieren und das Streben nach Frieden mit sich selbst, seinem Umfeld und der ganzen Menschheit.

- Indem man lernt, Gefühle und Gedanken auf eine Weise auszudrücken, die sich auf die Mitmenschen konstruktiv und unterstützend auswirkt.

- Indem man danach strebt, stets in einem Zustand von universeller, bedingungsloser Liebe verankert zu sein.

- Durch den Verzehr von kühlen, süßen, bitteren und adstringierenden Speisen. Besonders empfehlenswert sind Früchte und Gemüse.

- Durch eine vorwiegend ungewürzte und schlichte 80prozentige Rohkosternährung.

Der Einfluß von Zeitzyklen auf die Dosha-Energien

Nicht nur Individuen können einem Dosha zugeordnet werden, sondern auch die Tages- und Jahreszeiten und die Lebensabschnitte (Kind, Jugendlicher, Erwachsener etc.) weisen unterschiedliche Qualitäten der drei Doshas auf.

Die Jahres- und Tageszeiten und das Lebensalter haben einen starken Einfluß auf die Energien und die manifestierten Qualitäten der Doshas.

Dosha-Energien der verschiedenen Lebensabschnitte

Das Kapha-Dosha reguliert das Wachstum. Unabhängig von unserer individuellen Dosha-Konstitution ist daher Kapha von Geburt an bis ins Jugendalter die dominierende Kraft. Aufgrund dieser Dominanz gerät in den Wachstumsjahren auch das Kapha-Dosha am leichtesten aus dem Gleichgewicht. Bei Kindern sind Erkältungen, Grippe, laufende Nasen und Ohrenschmerzen häufig die Folge. Diese mit erhöhter Schleimproduktion einhergehenden Symptome sind typisch für eine unausgeglichene Kapha-Energie, die durch den in unserer Kultur so beliebten Konsum von Milchprodukten zusätzlich belastet wird. Nicht nur im asiatischen Raum gibt es viele Menschen, die aufgrund ihrer genetischen Veranlagung Milchprodukte schlecht oder gar nicht vertragen. In den Wachstumsjahren ist es am sinnvollsten, die Ernährung so zu gestalten, daß das Kapha-Dosha ausgeglichen wird. Dies bedeutet, den Verzehr von Eis, Kuchen, Keksen, Süßigkeiten und Milchprodukten so gering wie möglich zu halten.

Von der Pubertät bis zu einem Alter von etwa 60 Jahren dominiert das Pitta-Dosha. Bei Jugendlichen ist dies am offensichtlichsten. Das Feuer des Lebens beginnt in diesem Lebensabschnitt, sich in Form von sexueller Energie, Pickeln, starken Emotionen und einer Vorliebe für Rockmusik zu zeigen. Während dieser Jahre sollten besonders jene Lebensmittel vermieden werden, die das Pitta-Dosha aus dem Gleichgewicht bringen,

Lebensabschnitte und Doshas

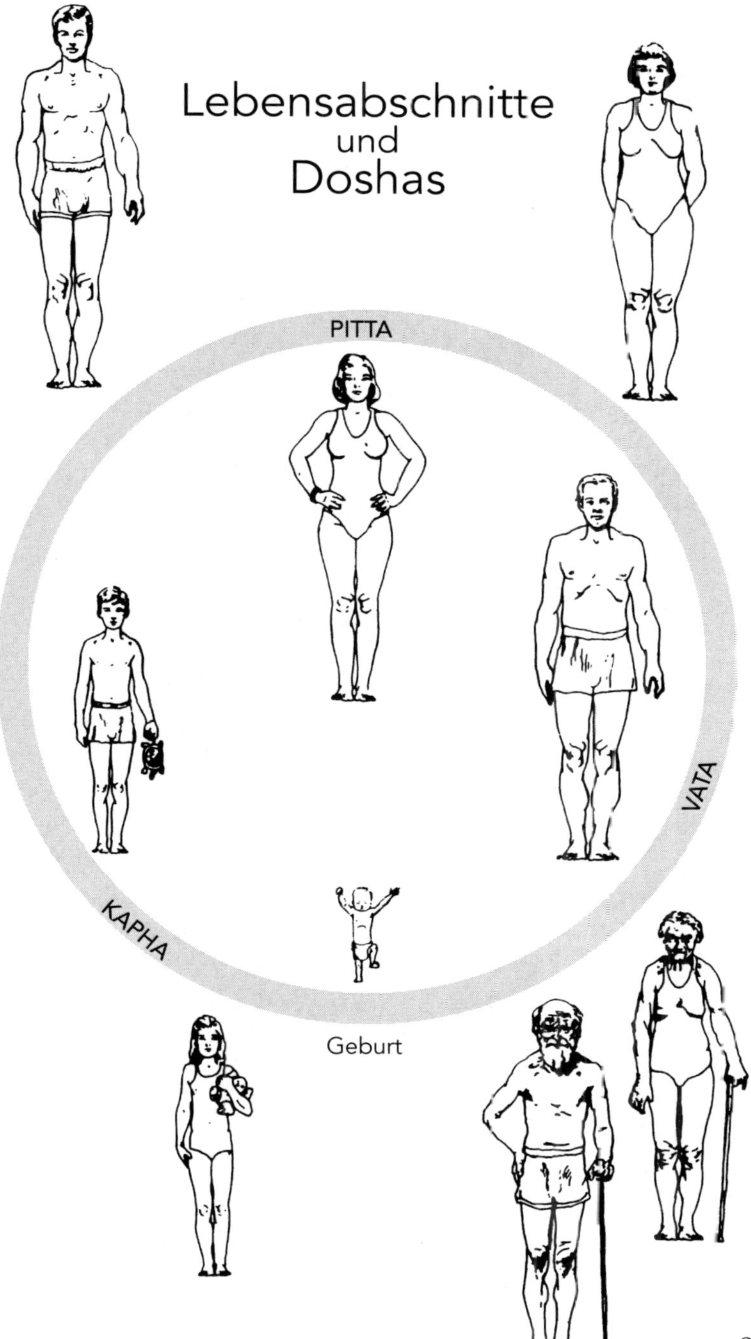

also zum Beispiel heiße, scharfe Pizzas und mexikanische Speisen. Auch Alkohol, Marihuana und andere Drogen sollten tunlichst gemieden werden. Junge Erwachsene können dann ihr Augenmerk auf die persönliche Dosha-Konstitution richten.

Etwa zwischen dem sechzigsten und siebzigsten Lebensjahr herrscht das Vata-Dosha vor. Wenn man immer sehr ungesund gelebt hat, wird das Pitta früher ausgebrannt sein und die Vata-Phase bereits wesentlich früher einsetzen. Die Vata-Phase äußert sich durch die Neigung zu Arthritis, Abmagerung, Nervensystemstörungen, Empfindlichkeit gegenüber kaltem Wetter und einer verringerten Erinnerungs- und Verdauungskraft. Diesen Symptomen der Vata-Unausgeglichenheit kann man so entgegenwirken, wie dies im Abschnitt über das Vata-Dosha beschrieben wird.

Dosha-Energien der verschiedenen Tageszeiten

Der Tageskreislauf beginnt mit der Vata-Bewegung von 2 bis 6 Uhr morgens. Die Vata-Kraft erzeugt Bewegung und Leichtigkeit und gibt die Energie für das Erwachen und Aufstehen. Kapha dominiert von 6 bis 10 Uhr. In dieser Zeit geraten Personen mit überwiegendem Kapha-Dosha am ehesten aus dem Gleichgewicht. Kaphas essen und trinken zum Frühstück am besten nur wenig, insbesondere wenn die Nahrung noch kalt ist oder frisch aus dem Kühlschrank geholt wird. Menschen mit Kapha-Konstitution sollten eventuell auch etwas Ingwer oder Cayennepfeffer einnehmen, um ihren Organismus aufzuwärmen und Schleim aufzulösen.

Von 10 bis 14 Uhr überwiegt Pitta. Dies ist für alle Menschen die beste Verdauungszeit. Befinden sich alle anderen Faktoren im Gleichgewicht, ist dies im ayurvedischen System die Zeit, in der die größte Mahlzeit des Tages gegessen werden sollte. In dieser Zeit könnten sich Kaphas oder Vatas auch in der Sonne aufhalten oder Sport treiben, während Pittas dies in den Mittagsstunden besser vermeiden.

Von 14 bis 18 Uhr dominiert erneut Vata. Viele Menschen fühlen sich in dieser Zeit müde oder haben vermehrt Blähungen. Kapha überwiegt wieder von 18 bis 22 Uhr. Daher ist es besser, früh am Abend zu essen, da Kapha die Verdauung verlangsamt. Besonders Personen mit Kapha-Konstitution sollten abends nur leicht und möglichst früh essen. Von 22 bis 2 Uhr dominiert dann erneut Pitta. Personen des Pitta-Typs verspüren zu dieser Zeit manchmal einen erhöhten Appetit. Obwohl man zu dieser Zeit eigentlich nichts mehr essen sollte, macht dies Pittas kaum etwas aus, wenn sie nur leicht essen.

Der 24-Stunden-Dosha-Kreislauf

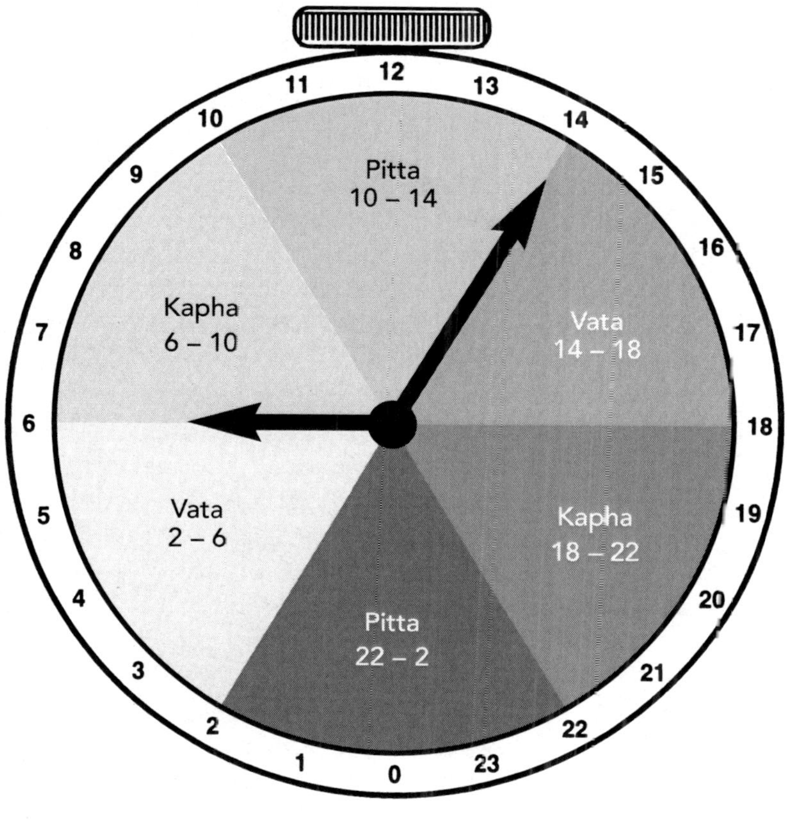

Die Dosha-Kräfte der Jahreszeiten

Der Wechsel der Jahreszeiten hat ebenfalls eine starke Wirkung auf die Ausgeglichenheit der Doshas. Wenn wir wissen, welches Dosha in welcher Jahreszeit am leichtesten aus dem Gleichgewicht gerät, können wir uns mit unserer Ernährung, Kleidung und unserer allgemeinen Lebensweise darauf einstellen.

Das Essen im Einklang mit den Jahreszeiten ist wesentlicher Bestandteil der chinesischen Medizin. Im ayurvedischen System gerät bei jedem Wechsel der Jahreszeiten ein Dosha besonders leicht aus der Balance. Die größten Energieveränderungen finden zu den Äquinoktien am 21. oder 22. März und am 21. oder 22. September sowie zur Zeit der Sonnenwende am 21. oder 22. Juni und am 21. oder 22. Dezember statt. In diesen Phasen, in denen die Energien der Natur ihren Höhepunkt erreichen, sollte man nur leicht essen und auf eine ausgeglichene, harmonische Lebensweise achten.

Der Herbst bringt meist kühlere Temperaturen und relativ viel Wind. Diese beiden Kräfte neigen dazu, das Vata-Dosha aus dem Gleichgewicht zu werfen. Für Vatas ist es daher im Herbst wichtig, warm gekleidet zu sein und Kälte und Wind möglichst aus dem Wege zu gehen. Außerdem sollten Vatas im Herbst vermehrt wärmende, süße, salzige und saure Speisen essen. Geringe Mengen an scharfen und warmen Speisen können in dieser Zeit eine heilende Wirkung auf das Vata-Dosha ausüben.

Im chinesischen System ist der Herbst eine Zeit, in der das Luft-Element (Vata) sowie die Lungen- und Dickdarmmeridiane am leichtesten aus dem Gleichgewicht geraten. Im Herbst sollte man daher auf Verdauung und Stuhlgang achten. Ein erhöhter Verzehr faserstoffreicher Lebensmittel, wie Obst und Gemüse, unterstützt die Ausscheidungsfunktion. In dieser für Vatas kritischen Zeit sind auch Atemübungen wichtig, die die Atemtiefe und die Sauerstoffassimilation erhöhen. Des weiteren eignet sich Ingwer als allgemeines Tonikum und insbesondere für die Lungen und die Stirn- und Nasennebenhöhlen. Klettentee für die Lungen und Süßholzwurzel für die Nebennierenrinden sind im

Ernährung im Einklang mit den Doshas der Jahreszeiten

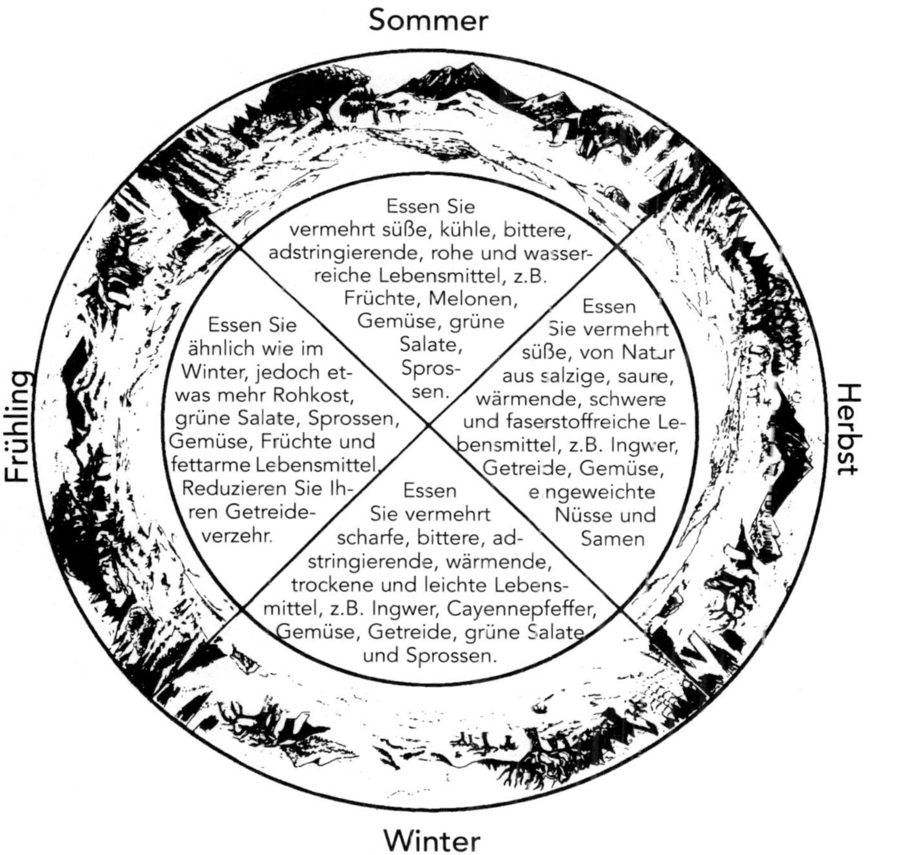

Herbst besonders nützlich, auch als leichtes, natürliches Abführmittel. Trauer wird in der chinesischen Medizin mit Lunge und Dickdarm assoziiert. Unterdrückte Trauer kann die Funktion dieser Organe beeinträchtigen. Dies sollte man im Herbst berücksichtigen, um unverarbeitete Trauer zu fühlen, auszudrücken und loszulassen.

Winter ist eine Zeit der Kälte und Nässe. Dies wirkt speziell auf Kapha- und Kapha-Vata-Konstitutionen negativ. Krankheiten, die mit vermehrter Schleimproduktion einhergehen, wie Bronchitis, Erkältungen, Grippe und Lungenentzündungen, treten im Winter am häufigsten auf. Wärmende Aktivitäten, wie Sport, Sauna, bestimmte Atemübungen, die Verwendung wärmender Kräuter, sowie der Verzehr von trockenen, scharfen, bitteren und adstringierenden Speisen halten Kaphas im Gleichgewicht. Im Winter sollten Kaphas fette, ölige, süße, saure und salzige Speisen wie auch Milchprodukte nach Möglichkeit meiden. Auf Eis sollte im Winter verzichtet werden.

Im chinesischen System gerät während des Winters das Wasserelement besonders leicht aus dem Gleichgewicht. Dies korreliert häufig mit der Kapha-Neigung zur vermehrten Schleimbildung. Die Nieren- und Blasenmeridiane sind in dieser Jahreszeit am labilsten. Daher sollte man im Winter Kräuter einnehmen, die die Nieren unterstützen, wie Tees aus Wacholderbeeren, Flachssamen, Eibischwurzel, Nesseln oder Petersilie. Auch Ingwer und Cayennepfeffer eignen sich im Winter gut. Aerobes Training, das den Körper erwärmt und den Kreislauf anregt, sowie Hatha-Yoga, das die Muskeln geschmeidig hält, dienen ebenfalls dazu, während dieser Jahreszeit im Gleichgewicht zu bleiben. Im chinesischen System werden die Nieren mit gespeicherter Angst assoziiert. Im Winter sollten wir bemüht sein, uns sicher und geborgen zu fühlen. Meditation und Gebet beruhigen den Geist und sind sehr hilfreich bei der Auflösung von Ängsten.

Im Frühling, wenn der Schnee schmilzt und Wind und Regen einsetzen, geraten wiederum Kaphas und Kapha-Vatas am ehesten aus dem Gleichgewicht. Zusätzlich zu den für den

Winter empfohlenen ausgleichenden Aktivitäten eignet sich die Frühlingszeit besonders gut zum Fasten. Die über den Winter gespeicherte überschüssige Kapha-Energie kann dadurch abgebaut werden. Im Frühling sollten wir eher leicht essen und dabei das Getreide etwas reduzieren und den Verzehr von Früchten, Gemüse und rohen eingeweichten Nüssen und Samen erhöhen. Grüne Gemüse, Sprossen und Salate sollten so oft wie möglich auf dem Speiseplan stehen.

Im chinesischen System gerät das für Leber und Gallenblase verantwortliche Element Holz zu dieser Jahreszeit am leichtesten aus dem Gleichgewicht. Daher sollten wir diesen Organen im Frühling vermehrt Aufmerksamkeit schenken. Saure Lebensmittel wirken auf die Holz-Energie und auf das Vata-Dosha ausgesprochen harmonisierend. Das Kapha-Dosha und die Leber werden durch Alkohol, zuviel Getreide und Milchprodukte sowie fette, fritierte und ölige Speisen nachhaltig beeinträchtigt. Diese Produkte sollten ebenso wie stark verarbeitete und denaturierte Nahrungsmittel möglichst gemieden werden. Wenn wir auf diese Produkte verzichten, ermöglichen wir unserer Leber ihre notwendige Frühjahrsreinigung, die durch eine kurze Fastenzeit zusätzlich unterstützt werden kann. Geeignete Kräuter für diese Jahreszeit sind Löwenzahn oder Milchdistel. Im chinesischen System gilt die Leber als das Organ, welches Ärger speichert. Für die Leber und den ganzen Organismus ist es besonders heilsam, im Frühling diese Gefühle auf sanfte Weise vermehrt auszudrücken.

Im späten Frühling und Sommer dominiert die Pitta-Energie der Sonne. Pittas sollten sich zu dieser Jahreszeit nicht in den Mittagsstunden der Sonne aussetzen. Auch sollten sie auf übermäßige körperliche Anstrengungen und ölige, scharfe, salzige und saure Speisen verzichten. Ausgleichend wirken kühle Bäder und süße, kühle, wasserreiche Lebensmittel wie Wassermelonen und Gurken. Auch Speisen mit süßem, bitterem oder adstringierendem Geschmack wirken auf das Pitta-Dosha harmonisierend. Im späten Frühling und Sommer sollten hauptsächlich rohe, frische Sprossen, Salate, grüne Gemüse und

Früchte gegessen werden. Sinnvoll ist es außerdem, den Konsum von Getreide und Milchprodukten sowie die Verwendung stimulierender Substanzen wie Kaffee und Tabak möglichst einzuschränken.

Im chinesischen System geraten in dieser Jahreszeit das Feuerelement und die damit verbundenen Herz- und Dünndarmmeridiane am leichtesten aus dem Gleichgewicht. Weißdorn- oder Hagedornbeeren eignen sich gut zur Unterstützung des Herzens, ebenso wie Pfefferminz, großer Sauerampfer oder Rainfarn. Ingwer ist zwar grundsätzlich gut fürs Herz, hat aber eine erwärmende Wirkung und sollte daher lieber im Herbst eingenommen werden. Die mit Herz und Dünndarm assoziierten Emotionen sind Freude und Leid. Wenn irgendein Leid besteht, sollte man sich darum bemühen, es zu verarbeiten und loszulassen, um dadurch die Freude des Sommers in vollen Zügen genießen zu können.

Dosha-Kombinationen

Meist haben Menschen nicht nur ein Dosha. Die meisten Menschen besitzen eine Konstitution, die sich aus zwei Doshas zusammensetzt. Eines dieser Doshas ist dabei die primäre, das andere die sekundäre konstitutionelle Energie. Die möglichen Dosha-Kombinationen sind Vata-Kapha, Kapha-Vata, Pitta-Kapha, Kapha-Pitta, Vata-Pitta, Pitta-Vata und Vata-Pitta-Kapha. Das primäre, dominierende Dosha wird stets zuerst genannt. Ein Vata-Kapha ist demnach vorwiegend Vata und hat auch deutliche Kapha-Anteile. Bei einem Kapha-Vata sind hingegen die Kapha-Aspekte stärker ausgeprägt.

Mitunter geraten eines der beiden oder auch beide Doshas zugleich aus der Balance. Ein Mensch mit einer Doppel-Dosha-Konstitution muß sich über mehr Neigungen und potentielle Unausgeglichenheiten bewußt sein als jemand, bei dem nur ein Dosha wirkt. Manchmal neutralisieren sich die Tendenzen zweier Doshas gegenseitig, oder sie verstärken sich. Gelegentlich treten nur die Symptome eines Doshas zutage, wenn man durch seine Lebensweise eben jenes Dosha aus dem Gleichgewicht bringt.

Ein Beispiel dafür, wie man lernen kann, mit der eigenen Konstitution umzugehen, ist meine Erfahrung mit meinem Kapha-Vata-Dosha. Die Vata- und Kapha-Tendenzen verstärken sich in bezug auf Kälte. Allerdings schützt Kapha auch etwas vor der Kälte. Kapha-Vatas besitzen in der Regel nur eine geringe Verdauungskraft. Sie tendieren zur Verstopfung und haben eine rege Schleimproduktion. Durch die Rohkosternährung reduziert sich meine Neigung zu starker Schleimbildung auf ein Minimum. Der hohe Faserstoffgehalt meiner Kost regt die Darmtätigkeit an. Nach einigen Jahren Rohkosternährung ist mein Körper deutlich wärmer als früher. Meine Durchblutung und mein allgemeiner Gesundheitszustand haben sich stark verbessert.

Frische lebendige Nahrung enthält noch alle energetischen und physischen Faktoren, die die Qualität unserer Lebensmittel ausmachen. Daher benötige ich bei Rohkost wesentlich weniger Nahrung als bei gekochter Kost, um optimal ernährt zu sein. Geringere Nahrungsmengen bedeuten auch eine geringere Belastung für meine konstitutionsbedingt schwache Verdauung. Die Verdauungskraft und der allgemeine Gesundheitszustand von Kapha-Vata-Konstitutionen wird durch scharfe, salzige und saure Speisen verbessert.

Im Wechsel der Jahreszeiten treten bestimmte Doshas ganz besonders hervor. Für mich persönlich ist warmes Wetter günstig, da sowohl Vata als auch Kapha bei Wärme am besten funktionieren. Im Herbst muß ich in meiner Ernährungs- und Lebensweise insbesondere die Vata-Neigung zu Unausgeglichenheit berücksichtigen. Im Winter und Frühling hingegen muß ich meinen Kapha-Tendenzen mehr Beachtung schenken.

Durch meinen Vata-Anteil bin ich kreativ, theoretisch, wissensbedürftig und spirituell veranlagt. Diese Neigungen stellen ein gutes Gegengewicht zu meinen Kapha-Tendenzen dar. Überwiegt Kapha zu sehr, wäre ich womöglich zu stark geerdet.

Durch die Routine des Alltags würde ich immer träger und bodenständiger werden. Andererseits dienen meine Kapha-Tendenzen dazu, meiner Vata-bedingten Spiritualität die nötige Disziplin zu geben. Durch mein Kapha-Dosha habe ich den nötigen Fleiß und die Zuverlässigkeit, Bücher zu schreiben, eine seit 1967 bestehende glückliche Ehe zu führen und meine beiden bereits erwachsenen Kinder bestmöglich zu unterstützen. Meine Dosha-Neigungen äußern sich manchmal auf unterschiedliche Weise. Wenn ich zuviel faste, wird mein Kapha-Puffer zu schwach, und mein Vata-Dosha gerät aus dem Gleichgewicht. Mein Kapha-Dosha ermöglicht es mir hingegen, beim Fasten verlorenes Gewicht rasch wieder zuzulegen.

Die richtige Ernährung für eine Doppel-Dosha-Konstitution bedarf einiger Überlegungen und Selbstversuche. Auf mich wirken beispielsweise Avocados sehr harmonisierend, obgleich sie bei einem reinen Kapha eher die Unausgeglichenheit fördern. Durch das Erkennen des eigenen Dosha-Typs lernen wir im Laufe der Zeit, unsere individuellen Neigungen in der Ernährung und der gesamten Lebensführung zu berücksichtigen. Je besser wir hierzu in der Lage sind, um so mehr werden unsere Gesundheit und unser allgemeines Wohlbefinden davon profitieren.

Eine jede Dosha-Kombination hat ihre spezifischen Schwächen und Stärken, die es zu berücksichtigen gilt. Vata-Pitta-Personen benötigen Wärme, obgleich ihre Wärmetoleranz durch den Pitta-Anteil stark eingeschränkt ist. Sie lieben es zu essen, aber ihr Vata-Anteil bedingt, daß sie bei einer zu üppigen Nahrungsaufnahme leicht Verdauungsstörungen bekommen. Eine unausgeglichene Vata-Pitta-Person kann mitunter ihre feurigen Emotionen nicht kontrollieren und pendelt häufig zwischen dem Pitta-bedingten Ärger und der Vata-bedingten Angst hin und her. Ein Vata-Pitta besitzt Pitta-Führungsqualitäten, aber auch Vata-Selbstunsicherheit. Daraus kann sich eine bescheidene, demütige Führungspersönlichkeit entwickeln, aber auch ein dominierender, unsicherer Machttyp. Eine ausgeglichene Vata-Pitta-Konstitution kombiniert die originellen Ideen des

Vata mit der Pitta-Fähigkeit, Theorien umsetzen zu können. Wenn sie aus dem Gleichgewicht geraten, verstärkt sich beim Vata-Pitta-Typ häufig die Instabilität. Sowohl Vata als auch Pitta profitieren von der süßen Geschmacksrichtung. Daher wirken süße Speisen, Früchte und Getreide auf Vata-Pitta-Personen ausgleichend. Allerdings bezieht sich dies nicht auf weißen Zucker, der auf alle Doshas ungünstig wirkt.

Pitta-Kapha-Konstitutionen kombinieren die Pitta-Führungsqualitäten und Anpassungsfähigkeit mit der Kapha-Stabilität. Der Pitta-Anteil bewirkt einen starken Stoffwechsel, der die Kapha-bedingte träge Verdauung auszugleichen vermag. Dadurch haben Kaphas nicht nur einen kräftigen Körper, sondern auch eine starke Gesundheit. Die geistige Stabilität, Ruhe und Geduld des Kaphas wirken sehr positiv auf die Ärgerlichkeit, Ungeduld und Reizbarkeit des Pittas.

Ein Pitta-Kapha-Typ kann in jedem Klima gut leben. Diese Dosha-Kombination wird jedoch durch zuviel Öl aus dem Gleichgewicht gebracht. Mitunter führt das Pitta-bedingte starke Selbstbewußtsein in Verbindung mit der Kapha-bedingten Scheu vor Veränderungen zu der Unfähigkeit, konstruktive Kritik und gutgemeinte Ratschläge annehmen zu können. Die Pitta-Kapha-Kombination verstärkt die fehlende spirituelle Disziplin und Einsicht des Kapha-Doshas. Pitta-Kaphas sind oft große Führungspersönlichkeiten in der Wirtschaft, im Militär, im Sport und in Institutionen. Allerdings stellen sie eher selten die großen Heiligen.

Eine feste Partnerschaft oder Ehe vermag oft das Dosha der beiden Partner auszugleichen. Meine Frau ist Vata-Pitta und bereichert dadurch mein Kapha-Vata um etwas Feuer. Mein Kapha wiederum verleiht ihrem Vata-Pitta etwas Stabilität. Wir leben in Nordkalifornien, da es dort weder für ihr Pitta zu warm, noch für mein Kapha-Vata-Dosha zu kalt ist. Eine Partnerschaft zwischen unterschiedlichen Doshas kann aber auch große Probleme mit sich bringen. Wenn beispielsweise ein Vata-dominierter Mensch mit einem hauptsächlich von Pitta geprägten Menschen zusammenkommt, kann dies Instabilität,

Ärger und Angst verstärken. Pittas benötigen Kühle und Vatas Wärme. Daher wünscht sich der eine, das Fenster zu öffnen, um eine kühle Brise zu genießen, während der andere die Fenster schließen und die Heizung aufdrehen möchte. Vatas bevorzugen süße, saure und salzige Lebensmittel, während Pittas lieber süße, bittere und adstringierende Speisen essen. Es bedarf einiger Einsicht und Toleranz, um diese Gegensätze in einer Partnerschaft auszugleichen, damit beide regelmäßig zusammen essen können. Nicht nur bei der Suche nach der besten Ernährungsweise ist das Wissen um die eigenen Dosha-Tendenzen von Bedeutung. Auch bei der Suche nach einem geeigneten Lebenspartner sind die Einsichten hilfreich.

Ernährungsmuster für Doppel-Dosha-Konstitutionen

Bei einer Doppel-Dosha-Konstitution gilt es, zwei Richtlinien zu befolgen. Erstens ist es notwendig, die Einflüsse der Jahreszeiten und anderer äußerer Faktoren auf das Dosha-Gleichgewicht zu berücksichtigen. Zweitens muß man bereit sein, einige Zeit zu experimentieren. Dies ist erforderlich, um die Besonderheiten einer individuellen Vermischung zweier Doshas kennenzulernen. Nehmen wir als Beispiel Avocados. Auf Kaphas wirken sie ungünstig, auf Vatas hingegen positiv. Ich bin Kapha-Vata-Typ, und bei mir wirken Avocados zu allen Jahreszeiten sehr harmonisierend. Allgemein kann man sagen, daß Kapha-Vata-Personen sich im Sommer und Herbst vorwiegend auf ihr Vata und im Winter und Frühling vermehrt auf ihr Kapha-Dosha konzentrieren sollten. Dies bedeutet, etwas mehr scharfe, bittere und adstringierende Speisen im Winter und Frühling und mehr süße, saure und salzige Lebensmittel im Sommer und Herbst zu sich zu nehmen.

Pitta-Kapha-Konstitutionen sollten vom Spätfrühling bis zum Herbst darauf achten, ihr Pitta im Gleichgewicht zu halten. Zum Ausgleich von Pitta und Kapha dienen bittere und adstringierende Speisen. Im Sommer empfiehlt sich, mehr süße und kühlende Lebensmittel zu verzehren, während im Winter und Frühling scharfe und erwärmende Speisen genossen werden sollten. Die salzige und saure Geschmacksrichtung bringt dagegen beide Doshas aus dem Gleichgewicht und sollte nach Möglichkeit gemieden werden.

Vata-Pitta-Konstitutionen sollten sich im Herbst und Winter auf ihr Vata-Dosha konzentrieren und im Frühling und Sommer auf ihren Pitta-Anteil. Süße Speisen wirken positiv auf Vata und Pitta, während sich scharfe, stark gewürzte Speisen auf beide Doshas negativ auswirken. Im Sommer sollten bittere, adstringierende und kühlende Speisen, wie Rohkostsalate, häufig gegessen werden. Im Winter kann man durch mehr saure und salzige Lebensmittel das Vata-Dosha ausgleichen.

Zusammenfassung

Geringe Unausgeglichenheiten im Dosha-System sind der Nährboden für die Entstehung von Krankheiten. Um einen Zustand von optimaler Gesundheit zu erreichen, ist es notwendig, die Doshas zu harmonisieren. Obgleich wir uns in diesem Buch auf Ernährung konzentrieren, sollten wir uns vergegenwärtigen, daß alles, was wir einnehmen, denken, sagen, fühlen oder tun, die Harmonie und das Gleichgewicht in unserem Leben beeinflußt.

Das Wissen um die eigene Körper-Geist-Konstitution macht die Krankheitsvorbeugung und -behandlung wesentlich wirkungsvoller. Unsere Dosha-Konstitution zeigt, welche individuelle Lebensweise die Natur für uns vorgesehen hat. Indem wir uns von allen allgemeinen Ernährungskonzepten lossagen und uns so ernähren, wie es für uns persönlich am besten ist, schaffen wir die Grundlage für ein gesundes Leben in Einklang mit den Naturgesetzen.

Haben Sie Ihren Konstitutionstyp gefunden?

- ❑ Vata
- ❑ Pitta
- ❑ Kapha
- ❑ Vata-Pitta
- ❑ Pitta-Vata
- ❑ Vata-Kapha
- ❑ Kapha-Vata
- ❑ Pitta-Kapha
- ❑ Kapha-Pitta
- ❑ Vata-Pitta-Kapha

Um die geeignete Ernährungsweise für Ihre individuellen körperlichen, geistigen und spirituellen Bedürfnissen zu finden, ist es wichtig, saß Sie Ihren Konstitutionstyp kennen.

4

Die Wirkung verschiedener Lebensmittel auf die Konstitution

Wie Menschen auf unterschiedliche Lebensmittel reagieren, ist individuell. In diesem Kapitel werden wir untersuchen, welche Lebensmittel für welche Konstitutionen geeignet bzw. ungeeignet sind. Dieses Verständnis ist für die bewußte Ernährung eine Grundvoraussetzung. Sie müssen jedoch nicht fortan alle Lebensmittel, die nicht zu Ihrem Dosha-Typ passen, meiden. Vielmehr sollen Ihnen diese Informationen helfen, selbst herauszufinden, wie Sie auf bestimmte Lebensmittel reagieren. Sie werden bald bemerken, welche Nahrungsmittel Sie aus dem Gleichgewicht bringen. Sind Sie bereit herauszufinden, welche Art der Ernährung für Ihren persönlichen Konstitutionstyp am geeignetsten ist?

Ernährungsrichtlinien für Vata-Konstitutionen

Vatas sind am ausgeglichensten, wenn sie regelmäßig drei Mahlzeiten am Tag mit gelegentlichen Zwischenimbissen zu sich nehmen. Unregelmäßigkeit oder Überessen bringt Vatas leicht aus dem Gleichgewicht. Magersucht und Bulimie sind Ausdrucksformen einer solchen Vata-Unausgeglichenheit.

Vatas sollten sich bei jeder Mahlzeit auf wenige verschiedene Lebensmittel beschränken, da eine zu große Reizüberflutung Unausgeglichenheiten begünstigt. Im Ayurveda wird empfohlen, die Zutaten zu einer Suppe oder einem Püree zu vermischen, anstatt sie einzeln zu essen. Die verschiedenen Inhaltsstoffe werden somit zu einem harmonischen Ganzen umgewandelt, das für Vatas leichter assimilierbar ist.

Einen ähnlichen Denkansatz findet man zum Teil in westlichen Natur- und Kräuterheilkundesystemen wie auch in der traditionellen chinesischen Medizin. Bei den Chinesen wird stets großer Wert auf die synergistischen Wirkungen von Kräutermischungen gelegt. Die Energien der individuellen Elemente verbinden sich zu einer neuen Kombination, deren Wirkung wesentlich stärker ist als die bloße Summe der Einzelwirkungen. In meinen eigenen Experimenten mit rohen, frischen Suppen und Speisenkombinationen habe ich das gleiche Phänomen beobachten können. Die synergistische Wirkung von Lebensmittelkombinationen wirkt besonders auf das Vata-Dosha positiv. Beim Zubereiten der Speisen muß die Identität der einzelnen Zutaten aufgelöst werden, um ihre individuellen Qualitäten zu einem harmonischen Ganzen zusammenzufügen. Hierbei werden unter anderem die Zellwände geöffnet, um die verdauungsfördernden Enzyme freizusetzen. Solche Gemische sind leichter verdaulich und besonders geeignet für Personen mit Verdauungsstörungen oder zur Unterstützung eines Heilungsprozesses.

Vata-Konstitutionen und Menschen mit Verdauungsproblemen können im Mixer pürierte Lebensmittel oftmals hervorragend verarbeiten, auch wenn sie diese Lebensmittel einzeln nur schlecht vertragen. Im Mixer pürierte Mischungen aus Bananen oder Feigen mit Getreide, Tahini mit Früchten sowie Frucht- und Gemüsesäfte können sehr gut assimiliert werden. Jede pürierte Lebensmittelkombination wird zu einem harmonischen Ganzen mit eigener synergistischer Wirkung, die sich nicht aus den einzelnen Inhaltsstoffen ableiten läßt. Außerdem wirkt der hohe Flüssigkeitsgehalt der pürierten Speisen positiv auf die Trockenheit des Vata-Doshas.

Im traditionellen Ayurveda wird Vatas davon abgeraten, viel Rohkost zu essen. In meinen klinischen Studien hat sich jedoch herausgestellt, daß frische lebendige Kost überaus positiv auf Vatas wirkt, wenn bestimmte Faktoren berücksichtigt werden. Vata-Pitta-Konstitutionen profitieren besonders von Rohkost, da sie durch die Pitta-Energie das nötige Feuer haben, um den Körper warm zu halten. Außerdem empfiehlt sich für Vatas, eingeweichte Nüsse und Samen, insbesondere Samensaucen, zu essen. Es gibt viele relativ fetthaltige rohe Lebensmittel, die auf Vatas harmonisierend wirken. Hierzu gehören Avocados, Nüsse und Samen. Eingeweichtes oder gekeimtes Getreide ist normalerweise recht trocken. Wenn man es jedoch mit Wasser oder Saft püriert, hat es auf Vatas auch eine positive Wirkung. Um der Vata-bedingten körperlichen Kälte entgegenzuwirken, empfiehlt es sich, püriertes Getreide, Rohkostsuppen und pürierte Gemüse etwas zu erwärmen. Ein leicht angewärmtes, püriertes, selbstgemachtes Müsli am Morgen wirkt auf Vatas sehr beruhigend. Wenn man die Speisen auf etwa 45 Grad erwärmt, werden die Enzyme nicht geschädigt. Vatas können sich auf diese Weise die von ihnen benötigte Wärme zuführen. Man kann das Essen auch vor dem Verzehr ein bis zwei Minuten in den Ofen stellen, um es auf Körpertemperatur zu bringen.

Vatas können zudem von der Verwendung bestimmter Kräuter profitieren, die die Verdauung anregen, dem Körper vermehrt Wasser und Wärme zuführen und Blähungen unterdrücken.

Aufgrund der Trockenheit und Unregelmäßigkeit ihres Verdauungssystems sollten sich Vatas auf einfach zusammengesetzte Mahlzeiten beschränken. Pürierte Lebensmittel und Suppen sind hierbei eine große Hilfe. Lebensmittelkombinationen und Mono-Mahlzeiten, d.h. Mahlzeiten, bei denen man nur eine Produktart ißt, haben für Vatas die größte Bedeutung. Unter Berücksichtigung dieser Aspekte haben alle von mir betreuten Vata-Personen durch die Rohkosternährung sehr profitiert. Mitunter geraten diese Menschen aus dem Gleichgewicht, wenn sie wieder vermehrt Kochkost essen. Viele meiner Vata-Patienten, die ihren Gesundheitszustand durch Rohkost enorm verbessern konnten, haben ihren Ayurveda-Lehrer überzeugt, daß sich Rohkost auch für Vatas eignet. Immer mehr Ayurveda-Heilkundige kommen zu der Ansicht, daß die Rohkost auch für Vata-Typen die gesundheitszuträglichste Ernährungsweise ist.

Die wichtigste Geschmacksrichtung für eine Vata-Person ist süß. Süße Speisen befriedigen und beruhigen den Körper-Geist-Komplex und vermitteln ein Gefühl von Sicherheit. Salzige Lebensmittel führen dem Organismus Wärme zu, und saure Speisen erhöhen den Säuregrad. Bittere, adstringierende und scharfe Lebensmittel fördern eine emotionale Unausgeglichenheit, indem sie das Nervensystem „austrocknen".

Demgegenüber wirken schwere, ölige Speisen auf Vatas sehr harmonisierend. Kalte, trockene und sehr leichte Lebensmittel wirken eher negativ. Vatas sollten sich überwiegend von warmen, öligen, süßen, salzigen, wasserreichen, suppen- oder breiartigen Speisen ernähren. Scharfe Gewürze sind in geringen Mengen zu vertreten. Eigentlich fördert jede Geschmacksrichtung, die exzessiv in der Ernährung vorkommt, eine Unausgeglichenheit des Vata-Doshas. Besonders negativ wirken sehr kalte Lebensmittel und kohlensäurehaltige, eisgekühlte Getränke. Empfehlenswert ist die Einnahme von warmem Wasser mit etwas Ingwer zu Beginn oder am Ende von Mahlzeiten. Ingwer wirkt beruhigend und ist allgemein das beste Gewürz für Vatas. Vata-Personen sollten stets in einer warmen, gemütlichen und ruhigen Umgebung essen. Eine kurze Meditation vor dem Essen fördert die innere Ruhe, die für eine optimale Assimilation der Nahrung entscheidend ist.

Für Vatas sind alle Gemüse- und Salatsorten geeignet, insbesondere wenn sie mit fetthaltigen natürlichen Lebensmitteln wie Avocados oder eingeweichten Nüssen und Samen kombiniert werden. Die fettreichen Lebensmittel können für Salatdressings verwendet oder mit Gemüse zu Rohkostsuppen püriert werden. Im allgemeinen empfehle ich nicht, regelmäßig Speiseöle zu verwenden. Dies gilt auch für naturbelassene, kaltgepreßte pflanzliche Öle. Dennoch ist die Verwendung derartiger Produkte für Vatas besonders zu Beginn ihrer Ernährungsumstellung auf Rohkost sinnvoll. Im Laufe der Zeit sollten die Speiseöle durch von Natur aus ölige, fetthaltige Lebensmittel ersetzt werden. Außerdem empfiehlt sich, die bitteren und trockenen Blattgemüse durch wasserreiche Gemüsesorten wie Gurken oder Kürbisse zu ergänzen.

Trockene Gemüse sollten stets nur einen kleinen Teil der Ernährung ausmachen. Vata-ausgleichende Gemüse sind Spargel, rote Bete, Karotten, Sellerie, Gurken, Knoblauch, grüne Bohnen, Okra, Pastinaken, Radieschen, Süßkartoffeln, Steckrüben, Zucchini und gekochte Zwiebeln. Die verschiedenen Kohlsorten, die leicht Blähungen hervorrufen, wie auch Nachtschattengewächse, die bei einer Allergie zu Gelenkschmerzen führen können, sollten nur in geringen Mengen verwendet werden. Die Wirkung der Lebensmittel kann jedoch individuell sehr verschieden sein. Kohl läßt sich z.B. im Mixer zu einer suppenartigen Konsistenz pürieren. In dieser Form wirkt Kohl meist positiv auf Vatas. Durch das Pürieren wird der Wassergehalt der Speisen erhöht, und die Zellulasenenzyme aus den Gemüsen werden freigesetzt, so daß die Verdauung von Zellulose, der pflanzlichen Zellwände, stattfinden kann. Insbesondere warme Gemüse sind für Vatas geeignet, jedoch wirken auch rohe Gemüse, Blattgemüse und Sprossen mit öligen Dressings und wärmenden Gewürzen positiv. Das Erwärmen der Speisen auf bis zu 45 Grad erhält die Enzyme und liefert genug Wärme, um das Vata-Dosha im Gleichgewicht zu halten.

Zusammenfassend läßt sich sagen, daß zu Suppen pürierte und auf 40-45 Grad erwärmte Lebensmittel das Vata-Dosha positiv beeinflussen, während die gleichen Lebensmittel im rohen, naturbelassenen Zustand eine Vata-Unausgeglichenheit hervorrufen können. Des weiteren sollten Vatas bei der Zubereitung ihrer Speisen wärmende Gewürze, ölige oder cremige Salatsaucen und eventuell verdauungsanregende Produkte verwenden.

Insbesondere süße Früchte wirken auf Vatas harmonisierend. Eine Ausnahme sind unreife, trockene oder adstringierende Früchte und Trockenfrüchte. Unreife Früchte wie grüne Bananen sollten gemieden werden. Reife Bananen wirken hingegen ausgleichend. Trockenfrüchte sollten von Vatas nicht gegessen werden, es sei denn, sie wurden zuvor in Wasser eingeweicht. Auch bei unreifen Persimonen, Preiselbeeren und Granatäpfeln sollten Vatas lieber Vorsicht walten lassen. Äpfel und Birnen haben eine leicht austrocknende Wirkung, daher sollten sie zusammen mit wärmenden Gewürzen wie Ingwer oder Zimt genossen werden. Melonen in größeren Mengen können Vatas leicht aus dem Gleichgewicht bringen. Besonders geeignet für das Vata-Dosha sind Mangos und grüne Weintrauben. Die am besten auf Vatas wirkenden Früchte sind: Aprikosen, Avocados, Bananen, Beeren, Kirschen, Kokosnüsse, Datteln, Feigen, Zitrusfrüchte, Melonen, Nektarinen, Papayas, Ananas und Pflaumen. Manche Früchte wirken auf alle drei Doshas positiv: Mangos, Rosinen, süße Weintrauben, Süßkirschen, süße Aprikosen und Ananas.

Nüsse und Samen sind sehr fetthaltig und für Vatas in geringen Mengen empfehlenswert. Mandeln sind die besten Nüsse und Sesamsamen die besten Samen. In größeren Mengen sollten sie jedoch nicht verzehrt werden, da es sehr konzentrierte Lebensmittel sind. Sie sind relativ schwer verdaulich und können bei Vata-Personen, deren Verdauungskraft ohnehin schwach ist, leicht zu Blähungen führen. Wesentlich günstiger wirken Nüsse und Samen, wenn sie vor dem Verzehr über Nacht eingeweicht werden. Dabei werden die Enzyme ausgewaschen, die das Keimen verhindern sollen. Des weiteren werden durch das Einweichen die Eiweiße und Fette aufgespalten, und die Assimilation wird erheblich erleichtert. Nüsse und Samen werden von Vatas besonders gut aufgenommen, wenn sie zuvor zu Saucen oder Milch verarbeitet wurden. Durch den höheren Flüssigkeitsgehalt sind sie zudem weniger konzentriert und nicht mehr so trocken. Auch Samen- und Nußbutter sind von großem Nutzen.

Getreide ist allgemein empfehlenswert für Vatas, insbesondere Weizen und Reis. Warme Haferflocken am Morgen wirken auf Vatas hervorragend. Amaranth und Gerste eignen sich nur in geringen Mengen. Hirse, Buchweizen, Mais und Roggen sollten von Vatas wenig und nur im gekochten Zustand verzehrt werden. Außerdem ist es zweckmäßig, ihnen etwas Öl beizugeben. Mit Hefe hergestellte Brote sollten gemieden werden, da sie durch die Fermentation Blähungen hervorrufen können.

Bei Hülsenfrüchten sollten sich Vatas zurückhalten, denn sie sind blähungsfördernd. Im gekochten und gut gewürzten Zustand (Kümmel, Ingwer, Knoblauch) eignen sich Mungbohnen, Tofu, schwarze und rote Linsen. Allerdings sollte jede Vata-Person individuell testen, wie sie auf diese Lebensmittel reagiert. Selbst bei Menschen, die nicht von Vata dominiert sind, können Hülsenfrüchte im gekeimten und gekochten Zustand zu Blähungen führen. Bei Vatas ruft sogar regelmäßiger Tofuverzehr eine Dosha-Störung hervor. Gekeimte Hülsenfrüchte wirken eher ungünstig auf alle Doshas, insbesondere Vatas. Sie sollten gemieden werden.

Naturbelassene Speiseöle sind für Vatas empfehlenswert. Sesamöl ist besonders geeignet. Normalerweise rate ich von Speiseölen eher ab. Zu Beginn der Ernährungsumstellung profitieren Vatas jedoch von naturbelassenen, kaltgepreßten Ölen. Die Öle sollten stets frisch sein, damit sie noch Enzyme enthalten. Zu vermeiden sind in jedem Fall gekochte Öle, da die Fettsäuren während des Kochvorgangs vom Cis- in den Trans-Zustand geraten. Beide Konfigurationen weisen zwar die gleiche Anzahl von Atomen auf, jedoch ist die Cis-Struktur eher gebogen, während die Trans-Struktur eine gerade Linie bildet. Die Cis-Struktur ist aufgrund des elektromagnetischen Feldes ihrer Kurve

Vata-Ernährungsrichtlinien

Früchte

Geeignete Lebensmittel

- Aprikosen
- Avocados
- Bananen
- Beeren
- Kirschen
- Kokosnüsse
- Datteln
- frische Feigen
- Grapefruits
- Weintrauben
- Zitronen
- Mangos
- Melonen
- Orangen
- Papayas
- Pfirsiche
- Ananas
- Pflaumen
- Rosinen

Ungeeignete Lebensmittel

- Trockenfrüchte
- Äpfel
- Preiselbeeren
- Birnen
- Wassermelonen
- Backpflaumen
- Persimonen
- Granatäpfel

Gemüse

Geeignete Lebensmittel

- Spargel
- rote Bete
- Karotten
- Gurken
- Knoblauch
- frischer Ingwer
- Meerrettich
- Kelp
- grüne Bohnen
- Blattgemüse*
- Salat*
- Okra
- Zwiebeln (gekocht)
- Oliven
- Petersilie*
- Süßkartoffeln
- Spinat*
- Sprossen*
- Kürbisse
- Zucchini

Ungeeignete Lebensmittel

- Brokkoli, Erbsen
- Rosenkohl, Kohl
- Blumenkohl
- Sellerie, Pilze
- Ingwer (trocken)
- Auberginen
- Zwiebeln (roh)
- Paprikaschoten
- Tomaten
- Kartoffeln (weiße)

Getreide

Geeignete Lebensmittel

- Amaranth*
- Gerste*
- Hafer (gekocht)
- Alfalfasprossen*
- Klee*
- Reis (alle Sorten)
- Reiswaffeln*
- Weizen

Ungeeignete Lebensmittel

- Buchweizen
- Mais, Hirse
- Hafer (trocken)
- Quinoa, Roggen

Hülsenfrüchte

Geeignete Lebensmittel

- Garbanzobohnen* (gekeimt)
- Mungbohnen*
- schwarze und rote Linsen in würzigem Hummus*,
- Tofu

Ungeeignete Lebensmittel

- weiße, schwarze und Kidneybohnen
- Pintobohnen
- Sojabohnen
- getrocknete Erbsen

Sonstiges

Geeignete Lebensmittel

- alle Nüsse in geringen Mengen
- alle Samen, eingeweicht u. trocken*
- alle Süßungsmittel außer raffiniertem Haushaltszucker
- alle Gewürze
- alle Milchprodukte in geringen Mengen
- alle naturbelassenen Speiseöle

Ungeeignete Lebensmittel

- raffinierter Zucker

* Die mit Sternchen versehenen Produkte sollten nur in geringen Mengen verzehrt werden.

noch biologisch aktiv, was bei der Trans-Struktur nicht mehr der Fall ist. Die gekochten Fettsäuren werden in die Zellmembran eingelagert und schwächen, da sie biologisch nicht mehr aktiv sind, die Zellmembranstruktur des Körpers.

Alle Milchprodukte können von Vatas in geringen Mengen verzehrt werden. Sofern keine Allergie gegen tierisches Eiweiß vorliegt und die Milchprodukte im rohen Zustand genossen werden, wirken sie durch ihren hohen Wasser- und Fettgehalt ausgleichend auf das Vata-Dosha. Die einzige Ausnahme hierbei sind Käsesorten, die zu stark austrocknen.

Süße Speisen wie Getreide, süße Früchte, Gemüse und Honig sind für Vatas empfehlenswert, mit Ausnahme von raffiniertem Zucker und damit hergestellten Produkten.

Gewürze und Kräuter wirken ausgleichend auf Vatas. Ingwer ist besonders geeignet. Die besten Gewürze und Kräuter sind jene, die die Verdauung anregen, den Körper erwärmen und die Entstehung von Blähungen unterbinden. Auch süße Gewürze wie Zimt, Fenchel und Kardamom wirken auf Vatas positiv. Knoblauch eignet sich für Vatas ebenso wie Kümmel. Sie sollten nur aufpassen, nicht zu viele scharfe Gewürze zu verwenden. Neutral bis ungünstig sind Koriander, Safran und Petersilie. Cayennepfeffer eignet sich in kleinen Mengen aufgrund seiner erwärmenden Wirkung, kann jedoch bei starkem Gebrauch zu anregend und austrocknend wirken.

Getränke, die auf das Vata-Dosha ungünstig wirken, sind: koffein- und kohlensäurehaltige Getränke, eiskalte und kühle Getränke sowie bittere und adstringierende Getränke. Abführende Getränke wie Pflaumensaft sind für Vatas ebenfalls ungeeignet. Die meisten Tees sind empfehlenswert, mit Ausnahme von bitteren, entwässernden oder austrocknenden Tees. Vatas sollten nach Möglichkeit Heidelbeer-, Schafgarben- und Löwenzahntee meiden.

Ernährungsrichtlinien für Kapha-Konstitutionen

Die Rohkosternährung ist für Kapha-, Kapha-Vata- und Kapha-Pitta-Konstitutionen sehr geeignet. Kapha-Pitta-Personen fällt eine reine Rohkosternährung am leichtesten, da die Pitta-Energie ihnen das notwendige Verdauungsfeuer verleiht. Rohkost kann auch die Verdauungskraft von Kapha- und Kapha-Vata-Konstitutionen so erhöhen, daß sie zu allen Jahreszeiten von dieser Kostform profitieren können. Kaphas tendieren zu übermäßiger Schleimbildung. Bei einer Rohkosternährung fühlen sie sich meist besser, da rohe Lebensmittel erheblich weniger schleimbildend wirken als gekochte. Kaphas sollten sich von fritierten, fettigen, öligen, schweren und kalten Speisen fernhalten. Durch derartige Produkte wird die ohnehin langsame Verdauung noch stärker verzögert. Außerdem fördern solche Speisen insbesondere bei Kaphas die Gewichtszunahme. Aufgrund der langsamen Verdauung und der Neigung, rasch an Gewicht zuzunehmen, ist es für Kaphas am sinnvollsten, nur zwei Mahlzeiten pro Tag im Abstand von sechs Stunden einzunehmen. Kaphas sollten zwischen den Mahlzeiten nichts essen und stets darauf achten, nicht zuviel zu essen.

Süße, saure und salzige Lebensmittel bringen Kaphas leicht aus dem Gleichgewicht. Demgegenüber wirken scharfe, bittere und adstringierende Speisen harmonisierend. Zu den Tages- und Jahreszeiten, in denen das Kapha-Dosha leicht aus dem Gleichgewicht gerät, sollten wasserreiche Lebensmittel am besten gemieden oder nur in äußerst geringen Mengen gegessen werden (die kritischen Tageszeiten für Kaphas sind 6-10 Uhr und 18-22 Uhr, insbesondere während des Winters und Frühlings und bei regnerischem Wetter).

Gemüse wirken auf Kapha-Personen besonders ausgleichend. Von Blattgemüsen geht eine äußerst heilsame Wirkung aus. Gemüse und leicht erwärmte Rohkost in Kombination mit scharfen Gewürzen sind für Kaphas optimal. Zu Beginn einer jeden Mahlzeit empfiehlt es sich, bittere und adstringierende Speisen zu essen, um die träge Kapha-Verdauung anzuregen. Als

Vorspeise könnte ein Salat oder frischer, roher Ingwer in warmem Wasser oder als Bestandteil des Salatdressings dienen. Rohe Gemüse liefern auch die nötigen Faserstoffe, um die Verdauung zu stimulieren.

Die süßen, sauren und wasserreichen Gemüse sind neutral bis ungünstig, es sei denn, sie werden zu bestimmten Tages- und Jahreszeiten gegessen. Gurken sind neutral, da sie wasserreich, aber zugleich bitter und adstringierend sind. Tomaten sind für Kaphas sehr empfehlenswert. Hingegen fördern schwarze und grüne Oliven aufgrund ihres salzigen, öligen Geschmacks eine Kapha-Unausgeglichenheit. Auch Süßkartoffeln bringen Kaphas leicht aus dem Gleichgewicht. Warme, rohe Blattgemüse und Gemüse sind für Kaphas ideal. Wurzelgemüse sind akzeptabel, können jedoch unter Umständen die konstitutionsbedingte Trägheit verstärken. Weitere für Kaphas gut geeignete Lebensmittel sind scharfe und bittere Gemüse wie Spargel, rote Bete, Brokkoli, Rosenkohl, Kohl, Karotten, Blumenkohl, Sellerie, Auberginen, Blattgemüse, Salat, Pilze, Zwiebeln, Petersilie, Erbsen, Paprikaschoten, Kartoffeln, Spinat und alle Sprossen.

Trockene und adstringierende Früchte wie Birnen, Äpfel und Granatäpfel stellen für Kaphas das beste Obst dar. Fruchtsäfte sollten stets zu 33-50 Prozent verdünnt werden. Saure Säfte wie Orangensaft sollten von Kapha-Konstitutionen nur in ganz geringen Mengen genossen werden. Bananen, die mit entsprechenden Kräutern wie getrocknetem Ingwer gewürzt sind, wirken auf Kaphas neutral. Süße und saure Früchte sind neutral bis ungünstig, wenn sie nicht zu den richtigen Tages- und Jahreszeiten gegessen werden. Bei unseren Fastenseminaren haben wir die Erfahrung gemacht, daß Wassermelonensaft am Morgen auf den Kapha-Typ ungünstig wirkt (Kaphas geraten zwischen 6-10 Uhr morgens besonders leicht aus dem Gleichgewicht). Zur Pitta-Zeit (10-14 Uhr) hingegen hatte Wassermelonensaft auf Kaphas eine positive Wirkung. Besonders geeignet für Kaphas sind Äpfel, Aprikosen, Preiselbeeren, Mangos, Pfirsiche, Granatäpfel, Trockenfeigen, Persimonen, Backpflaumen, Rosinen, Beeren und Kirschen. Fettreiche Früchte wie Kokosnüsse und Avocados

Kapha-Ernährungsrichtlinien

	Geeignete Lebensmittel	Ungeeignete Lebensmittel
Früchte	Äpfel Aprikosen Beeren Kirschen Preiselbeeren Feigen (trocken) Mangos Pfirsiche Birnen Persimonen Granatäpfel Backpflaumen Rosinen	süße und saure Früchte Bananen, Avocados Kokosnüsse, Datteln Feigen (frische) Grapefruits, Trauben Zitronen, Melonen Orangen, Papayas Ananas, Pflaumen
Gemüse	scharfe und bittere Gemüse, Spargel rote Bete, Brokkoli Rosenkohl, Kohl Karotten, Blumenkohl Sellerie, Auberginen Ingwer, Meerrettich Kelp*, Blattgemüse Salat, Pilze, Okra Petersilie, Erbsen Paprikaschoten Kartoffeln (weiße) Radieschen, Zwiebeln Spinat, Sprossen	süße und saftige Gemüse Gurken, Oliven Süßkartoffeln Kürbisse Tomaten Zucchini
Getreide	Amaranth, Gerste Buchweizen Mais, Hirse Hafer (trocken) Quinoa,Roggen Reis*, Reiswaffeln	Hafer (gekocht) brauner und weißer Reis, Weizen
Hülsenfrüchte	alle Hülsenfrüchte und Tofu (warm) mit folgen- den Ausnahmen: Kidneybohnen Sojabohnen, schwarze Bohnen, Mungbohnen	Tofu (kalt)
Sonstiges	Mandeln* Flachs*, Kürbisse Sesam* Sonnenblumenkerne Samen nur gekeimt und eingeweicht keine Süßungsmittel, außer rohem Honig und Fruchtsaftkonzentraten alle Gewürze außer Salz keine Milchprodukte, außer Ghee und Ziegenmilch nur naturbelassenes Mandel-, Maiskeim-, Sonnenblumen- oder Flachssamenöl in gerin- gen Mengen	Gerstenmalzsirup brauner Reissirup Fruktose, Melasse Sukkanat weißer Zucker Walnüsse Paranüsse Cashewnüsse Kokosnüsse

* Die mit Sternchen versehenen Produkte sollten nur in geringen Mengen verzehrt werden.

sollten vom reinen Kapha-Typ nur in geringen Mengen gegessen werden.

Nüsse und Samen sind schwer und fettreich und für Kaphas eher ungeeignet. Wenn überhaupt, sollten sie zu jenen Zeiten verzehrt werden, in denen Kapha-Personen nicht so leicht aus dem Gleichgewicht geraten. Für Kaphas, die sich nur von Rohkost ernähren, sind eingeweichte oder gekeimte Nüsse und Samen empfehlenswert. Erklären läßt sich dies teilweise durch die Fettaufspaltung, die durch das Keimen oder Einweichen in Gang gesetzt wird. Kaphas reagieren auf größere Fettmengen in der Ernährung negativ, andererseits benötigt der Körper eine Mindestmenge an Fettsäuren, um optimal funktionieren zu können. Die besten Samen sind Sonnenblumen-, Kürbis- und Flachssamen.

Getreide ist für Kapha-Personen nicht sonderlich geeignet, da es schwer ist und schleimbildend wirkt. Hirse, Buchweizen, Mais und Roggen sind aufgrund ihrer trockenen und erwärmenden Wirkung am besten für Kaphas. Demgegenüber ist Weizen als kaltes, öliges und schweres Getreide am ungünstigsten. Auch Reis und Hafer wirken eher negativ. Alle rohen, gekeimten und eingeweichten Getreide sind akzeptabel.

Hülsenfrüchte sind schwer und konzentriert und daher für das Kapha-Dosha ungeeignet. Kaphas haben bereits kräftige Körper und nehmen sehr leicht an Gewicht zu. Sie brauchen daher keine Lebensmittel, die diese Tendenzen weiter verstärken. Akzeptabel sind schwarze Bohnen, Mungbohnen, Pintobohnen und rote Linsen. Schwere Hülsenfrüchte wie schwarze Linsen, Kidneybohnen und Sojabohnen sollten nur in minimalen Mengen verzehrt werden. Auch Tofu ist in kleinen Mengen durchaus in Ordnung.

Speiseöle wirken auf Kaphas besonders negativ. Akzeptabel sind höchstens Mandel-, Sonnenblumen- und Maiskeimöl in geringen Mengen.

Milchprodukte sind schwer, fettreich, kühl und süß. Mit Ausnahme von Ghee und roher Ziegenmilch wirken alle Milchprodukte auf das Kapha-Dosha negativ.

Süßigkeiten fördern die bei Kaphas ohnehin schon vorhandene Tendenz zu mentaler Trägheit und Gewichtszunahme. Nur roher Honig wirkt auf Kaphas harmonisierend. Jedoch sollte nicht mehr als ein Eßlöffel pro Tag verwendet werden.

Gewürze sind generell empfehlenswert für Kapha-Typen. Besonders heilsam wirken Knoblauch und Ingwer. Mit Ausnahme von Salz, das auf Kaphas extrem negativ wirkt, sind alle Gewürze und Kräuter für das Kapha-Dosha geeignet, die auch für Vatas empfohlen werden. Besonderes Augenmerk sollten Kaphas auf gesalzene Speisen wie Dosensuppen, gesalzene Getränke und Kartoffelchips richten und alle Formen von Fast-Food meiden. Miso wirkt neutral, wenn man es in geringen Mengen verwendet. Ein Gewürz mit negativer Wirkung auf Kaphas ist Tamarinde. Meeresalgen sollten vor dem Verzehr einige Zeit eingeweicht und gut abgespült werden.

Getränke, die warm und scharf sind, wirken günstig auf Kaphas. Demgegenüber bringen saure, salzige und kohlensäurehaltige Getränke sie leicht aus dem Gleichgewicht. Dies gilt auch für Miso in größeren Mengen und kalte Sojamilch.

Ernährungsrichtlinien für Pitta-Konstitutionen

Eine milde, ungewürzte und vorwiegend rohe, lebendige Kost ist für Pitta-, Pitta-Vata- und Pitta-Kapha-Konstitutionen ideal. Das emotionale und körperliche Feuer sowie die natürliche Aggressivität geraten durch Fleischnahrung, Eier, Alkohol, Salz, Koffein, Tabak, Senf, Knoblauch, Zwiebeln, Ingwer und andere anregende Substanzen aus dem Gleichgewicht. Pitta-Personen sollten sich vorwiegend von Früchten, Gemüsen, Sprossen und etwas Getreide ernähren. Saure Lebensmittel wie Zitrusfrüchte, Joghurt, saure Sahne, Essig und Gewürzgurken haben eine negative Wirkung. Zitronen schmecken zwar sauer, wirken jedoch insgesamt basisch und reinigen die Leber. Daher können sie auch von Pittas in geringen Mengen verzehrt werden. Scharfe Speisen und Gewürze sollten von Pitta-dominierten Personen nach Möglichkeit gemieden werden. Hierzu zählen Cayennepfeffer, Senf, Ketchup und Barbecuesaucen. Kalte, bittere und adstringierende Lebensmittel wie Blattgemüse wirken hingegen harmonisierend auf das Pitta-Dosha.

Süße Speisen, mit Ausnahme von Honig und Melasse, haben eine ausgleichende Wirkung. Eiweißreiche Kost erhöht die Stoffwechselwärme um 30 Prozent und sollte nur in geringen Mengen genossen werden. Leberstrapazierende Substanzen wie Koffein und Alkohol wirken auf Pittas nachhaltig negativ. Leberreinigende Produkte wie Karotten und rote Bete haben eine neutrale bis positive Wirkung auf Pittas, obgleich sie leicht erwärmend wirken. Für Pittas geeignete Kräuter sind Koriander, Kardamom, Fenchel und Kurkuma. Von allen Lebensmitteln haben Früchte und Gemüse die positivste Wirkung auf Pittas. Demgegenüber sollten salzige, scharfe, saure, erwärmende, leichte und trockene Speisen möglichst gemieden werden. Pittas haben meist einen schnellen Stoffwechsel und sollten daher drei Hauptmahlzeiten pro Tag essen. Die Mahlzeiten sollten jedoch vier Stunden auseinanderliegen. Wenn nötig, können etwa zwei bis drei Stunden nach einer Mahlzeit kurze Zwischenimbisse eingelegt werden.

Gemüse haben eine besonders positive Wirkung auf das Pitta-Dosha. Es gibt jedoch einige Ausnahmen: Tomaten, Radieschen, rohe Zwiebeln, scharfe Paprika und roher Knoblauch. Weiße und gelbe Zwiebeln schmecken gekocht leicht süßlich und können daher in geringen Mengen verzehrt werden. Obwohl rote Bete und Karotten eine erwärmende Wirkung haben, sind sie empfehlenswert, wenn keine Pitta-Unausgeglichenheit besteht. Die besten Gemüse für Pittas sind: Weiß-, Rot- oder Rosenkohl, Spargel, Gurken, Sellerie, Kresse, Blattgemüse, grüne Bohnen, Salat, Pilze, Okra, Erbsen, Petersilie, Kartoffeln, Sprossen und Kürbisse.

Ebenfalls hervorragend geeignet sind süße Früchte wie Äpfel, Feigen, Rosinen, süße Weintrauben, süße Pflaumen, Backpflaumen, süße Beeren und Melonen. Saure Früchte wie Zitrusfrüchte, Sauerkirschen und Granatäpfel sollten nur in ganz geringen

Pitta-Ernährungsrichtlinien

Geeignete Lebensmittel		Ungeeignete Lebensmittel
Früchte		**Früchte**
süße Früchte Äpfel Avocados Datteln Feigen rote Weintrauben Mangos, Melonen	süße Orangen Birnen süße Ananas süße Pflaumen Backpflaumen Granatäpfel Rosinen	saure Früchte, Aprikosen, Beeren, Bananen, Kirschen, Grapefruits, grüne Weintrauben Zitronen, saure Orangen Papayas, Pfirsiche saure Ananas, Persimonen, saure Pflaumen
Gemüse		**Gemüse**
Spargel, Brokkoli Rosenkohl, Kohl Blumenkohl Sellerie grüne Bohnen Kelp* Blattgemüse	Erbsen Petersilie grüne Paprikaschoten Kartoffeln Sprossen Kürbisse Zucchini	scharfe Gemüse, rote Bete, Karotten, Auberginen, Knoblauch Meerrettich, Zwiebeln, Oliven, rote Paprikaschoten, Radieschen Spinat, Tomaten
Getreide		**Getreide**
Amaranth*, Gerste brauner* und weißer Reis	Hafer, Basmatireis Reiswaffeln Weizen	Buchweizen Mais, Hirse Quinoa, Roggen
Hülsenfrüchte		**Hülsenfrüchte**
alle Hülsenfrüchte außer Linsen	Tofu	
Sonstiges		**Sonstiges**
keine Nüsse, außer Kokosnüssen, Flachs* Kürbisse, Sesam* Sonnenblumenkerne Samen nur gekeimt und eingeweicht alle Süßungsmittel, außer Melasse und hitzebehandeltem Honig Honig*	keine Gewürze, außer Koriander, Zimt, Kardamom, Fenchel, Kurkuma und geringen Mengen an schwarzem Pfeffer, Butter, Hüttenkäse, Ghee, Milch, naturbelassenes Kokosnuß-, Oliven- und Sojaöl	Buttermilch Käse saure Sahne Joghurt Mandel-, Maiskeim- und Sesamöl Melasse

* Die mit Sternchen versehenen Produkte sollten nur in geringen Mengen verzehrt werden.

Mengen genossen werden. Reife, süße Zitrusfrüchte sind hingegen durchaus empfehlenswert. Weitere geeignete Früchte sind Mangos, Avocados, Persimonen und Aprikosen.

Nüsse und Samen sind fettreich und erwärmend. Sie sollten daher nur gelegentlich verwendet werden. Eingeweichte oder gekeimte Nüsse und Samen können in den Pitta-Speiseplan regelmäßig Eingang finden. Kokosnüsse wirken kühlend und sind für Pittas sehr zu empfehlen. Auch eingeweichte Sonnenblumen- und Kürbiskerne sind gut geeignet.

Erwärmende Getreidesorten wie Mais, Hirse, Buchweizen und Roggen sollten von Pittas möglichst gemieden werden. Das beste Getreide für das Pitta-Dosha ist Gerste, aufgrund ihrer kühlenden und trockenen Wirkung. Außerdem reduziert es die Bildung von Magensäure, die bei Pittas häufig zu Problemen führt. Auch Reis und Weizen sind wegen ihrer Schwere und Süße gut geeignet. Mit Sauerteig hergestellte Brote erzeugen leicht eine säurebedingte Unausgeglichenheit.

Hülsenfrüchte sollten nur mäßig konsumiert werden, da sie stark eiweißhaltig sind und in größeren Mengen zu Blähungen führen. Die geeignetsten Hülsenfrüchte für Pittas sind Mungbohnen, Sojabohnen und schwarze Linsen. Wirklich empfehlenswert sind Hülsenfrüchte jedoch für Pittas nicht. Sie sollten nur in mäßigen Mengen gegessen werden.

Speiseöle wirken grundsätzlich ungünstig auf Pittas. Geringe Mengen an qualitativ hochwertigem Kokosnuß-, Mandel-, Oliven-, Soja- oder Sonnenblumenöl sind jedoch akzeptabel. Kokosnußöl hat eine für Pittas günstige kühlende Wirkung, sollte aber wegen des hohen Prozentsatzes an gesättigten Fetten nur in geringen Mengen verwendet werden. Sonnenblumen- und Kürbiskernöl sind durchaus in Ordnung.

Milchprodukte haben auf das Pitta-Dosha unterschiedliche Wirkungen. Süße Milchprodukte sind einigermaßen geeignet, während saure Milchprodukte und harte Käsesorten negativ wirken. Ghee wirkt harmonisierend.

Süßigkeiten wirken kühlend auf das Pitta-Dosha. Selbst weißer Zucker, den ich absolut nicht empfehlen kann, hat mit-

Getränkeempfehlungen

Geeignete Getränke

Vata	Pitta	Kapha
Apfelsaft*	Apfelsaft	Apfelsaft
Karottensaft	Karottensaft*	koffeinhaltige Getränke*
Kokosnußmilch	kalte Getränke	Karottensaft
Traubensaft	Kokosnußmilch	Kaffee**
Grapefruitsaft	Grapefruitsaft*	Preiselbeersaft
Mangosaft	Traubensaft	Traubensaft*
Misobrühe	Mangosaft	Grapefruitsaft*
Orangensaft	Misobrühe*	Mangosaft
Papayasaft	Orangensaft*	Misobrühe*
Pflaumensaft*	Papayasaft*	Orangensaft*
Sojamilch* (warm und gewürzt)	Pflaumensaft	Papayasaft*
	Sojamilch	Birnensaft
		Pflaumensaft
		Sojamilch* (warm und gewürzt)

Ungeeignete Getränke

Vata	Pitta	Kapha
Alkohol	Alkohol	Alkohol
koffeinhaltige Getränke, kohlensäurehaltige Getränke,	koffeinhaltige Getränke	kohlensäurehaltige Getränke
Kaffee	kohlensäurehaltige Getränke	kalte Getränke
Preiselbeersaft	Kaffee	Kokosnußmilch
kalte Getränke	Preiselbeersaft	
Birnensaft		

* Sollten nur in geringen Mengen genossen werden.
** Nur für Kaphas akzeptabel

unter auf Pittas einen beruhigenden Effekt. Honig ist relativ erwärmend und sollte, wenn überhaupt, nur in ganz geringen Mengen genommen werden. Melasse meiden Pittas besser.

Scharfe Gewürze wirken äußerst negativ auf das Pitta-Dosha. Demgegenüber haben Kardamom, Zimt, Koriander und Fenchel eine positive Wirkung. Auch schwarzer Pfeffer und Kümmel sind hin und wieder in Ordnung.

Kühlende, süße, bittere und adstringierende Getränke wirken auf Pittas ausgleichend. Pittas benötigen viel Wasser, um kohlensäurehaltige Getränke und Alkohol sollten sie besser einen Bogen machen. Auch salzige Getränke und scharfe Tees wirken ungünstig auf das Pitta-Dosha. Das gleiche gilt für große Mengen an sauren Getränken oder Fruchtsäften, einschließlich Orangensaft.

5

Subtile Botschaften aus der Natur

In diesem Kapitel beschäftigen wir uns mit den subtilen Botschaften, die Mutter Natur über die Qualitäten und Energien unserer Nahrung schickt. Diese Kommunikation findet auf der Ebene des Geschmacks, der Farben und der Qualitäten statt. Wir werden die sechs Geschmacksrichtungen, die sechs Qualitäten und die Farben unserer Lebensmittel genauer betrachten. Ich stelle Ihnen die Regenbogenernährung vor, bei der Sie anhand der Farbe eines Produkts erkennen können, ob es für Sie zum gegenwärtigen Zeitpunkt geeignet ist. Sind Sie bereit, während der Auswahl und des Verzehrs Ihrer Speisen auf die subtilen Botschaften aus der Natur zu hören? Sind Sie bereit, Gottes Liebesbotschaft wahrzunehmen?

In den vorangegangenen Kapiteln dürfte Ihnen klargeworden sein, daß Lebensmittel weit mehr sind als Kohlenhydrate, Eiweiß und Fett. Das Spektrum der Ernährung reicht von undifferenzierten Energien bis hin zu den spezifischen Energien der feinstofflichen Ebenen. Diese Energien spielen beim Ausgleich, Aufbau, Heilen, Aktivieren und Reinigen der Drüsen, Organe, Gewebe und Nerven des Körpers eine entscheidende Rolle. Jedes Lebensmittel hat einen bestimmten Geschmack, eine spezifische Qualität, Form und Farbe, durch die sich die Natur uns mitteilt. Jedes Produkt hat seine eigene „Persönlichkeit", die uns auf psychophysiologischer und spiritueller Ebene beeinflußt. So haben zum Beispiel goldene Mangos und Papayas eine Farb- und Formausstrahlung, die mit Zirbeldrüse und Hypophyse in Verbindung steht. In meinem Buch Ganzheitliche Ernährung und ihre spirituelle Dimension habe ich eingehend mein Konzept von der Regenbogenernährung erläutert. Die Farben der Lebensmittel werden dabei den verschiedenen feinstofflichen Energiezentren, Organen, Drüsen und Nervensystemanteilen zugeordnet.

Das chinesische System teilt die Lebensmittel in Yin- und Yang-Wirkungen ebenfalls auf der Grundlage ihrer Farben ein. Je gelber ein rotes Lebensmittel ist, um so mehr Yang-Anteile besitzt es; je mehr es nach Lila tendiert, um so höher der Yin-Anteil. Im Ayurveda und in der chinesischen Medizin sind die Geschmacksrichtungen und Lebensmittelqualitäten entscheidende Kriterien für die energetischen Wirkungen der Lebensmittel.

Die sechs Geschmacksrichtungen

Es gibt sechs Geschmacksrichtungen und Lebensmittelqualitäten, die uns darüber informieren, wie ein Lebensmittel auf unsere Dosha-Konstitution wirkt. Jede Geschmacksrichtung ist ein Hinweis der Natur, wie ein Lebensmittel unseren Körper und Geist energetisch beeinflußt. Die sechs Geschmacksrichtungen sind: süß, sauer, salzig, bitter, scharf und adstringierend.

Die süße Geschmacksrichtung kann in verschiedenen Abstufungen erfahren werden, z.B. durch süße Früchte, Zucker, Milch, Reis und Getreide. Süße stimuliert Kapha und beruhigt Pitta und Vata. Die süße Geschmacksrichtung hat die Qualitäten kühlend, schwer und ölig. Süße beseitigt Hunger- und Durstgefühl und nährt den Körper. Da es die Kapha-Energien stimuliert, regt Süße die Zunahme von Körpermasse an. Süße ist die beliebteste Geschmacksrichtung in der westlichen Welt. Die Folge davon ist ein massives Kapha-Ungleichgewicht, das für die Fettleibigkeit unzähliger Menschen mitverantwortlich ist. Der Verzehr von Süßigkeiten verschafft Befriedigung und ein Gefühl von Fülle auf mentaler Ebene. Inbesondere Menschen, die mit ihrem Leben nicht zufrieden sind, werden leicht von Süßigkeiten abhängig, da sie ihnen die kurzzeitige Illusion von mentaler und körperlicher Sättigung vermitteln. Süßigkeiten kühlen den Ärger des Pittas und beseitigen vorübergehend die Ängste des Vatas. Zu viele Süßigkeiten können, insbesondere bei Kaphas, Selbstgefälligkeit und Gier fördern.

Die saure Geschmacksrichtung (Zitronen oder Joghurt) bringt Kapha und Pitta aus dem Gleichgewicht. Die sauren Qualitäten sind schwer, erwärmend und ölig, woraus sich eine ausgleichende Wirkung auf das Vata-Dosha ergibt. Durch zuviel Säure kann sich auf mentaler Ebene leicht ein Gefühl von Bitterkeit oder Unzufriedenheit mit dem eigenen Leben einstellen. Man glaubt, das Leben würde an einem vorbeigehen und man würde das Beste verpassen. Übermäßige Säure kann Neid oder Eifersucht fördern. Allgemein führt zuviel Saures zu einem

Mangelbewußtsein. Besonders Pittas geraten dadurch leicht aus dem Gleichgewicht, zudem entstehen Ärger und Zorn. Bei Kaphas wird durch zuviel Säure die konstitutionsbedingte Tendenz zur Gier verstärkt. Für Vatas hingegen wirkt Säure durch die dabei entstehende mentale Wärme ausgleichend.

Die salzige Geschmacksrichtung ist schwer und erwärmend. Diese Qualitäten fördern die Ausgeglichenheit bei Vatas und die Unausgeglichenheit bei Kaphas und Pittas. Salz verstärkt das Verdauungsfeuer und hilft bei der körperlichen Reinigung. Es erhöht die Lebenslust und den Wunsch nach Sinnesbefriedigung. In übermäßigen Mengen genossen, kann es den geistigen Zustand von Kaphas aus dem Gleichgewicht bringen. Die Hitze des Pitta wird durch Salz ebenfalls beeinträchtigt, besonders, wenn die dadurch angeregten Wünsche nicht ausgelebt werden können. Der Vata-Geist, der mitunter zu schlecht geerdet ist, um sich der Sinnesbefriedigung hinzugeben, kann durch Salz besser harmonisiert werden, so daß das Bewußtsein auch auf den körperlichen Bereich gelenkt werden kann.

Scharfe, stechende, durchdringende Lebensmittel (würzige Produkte wie Ingwer oder Cayennepfeffer) sind erwärmend, leicht und trocken. Die erwärmenden und trockenen Eigenschaften scharfer Lebensmittel wirken positiv auf das Kapha-Dosha, jedoch negativ auf Pitta und Vata. Scharfe Lebensmittel wie Cayenne vermindern die Schleimproduktion und stärken das Verdauungsfeuer des Kapha-Doshas. Die Ärgerlichkeit und Reizbarkeit des Pitta-Doshas wird durch scharfe Speisen verschlimmert, da sie die Wünsche nach äußerlichen Reizen und die extrovertierte Energie verstärken. Bei Kaphas hingegen helfen diese Qualitäten, die konstitutionsbedingte übermäßige Zurückgezogenheit und Trägheit abzubauen.

Bittere Lebensmittel (wie Spinat oder andere Blattgemüse) sind kühlend, leicht und trocken. Sie wirken positiv auf Kapha und Pitta, können jedoch zu Vata-Störungen beitragen. Bittere Lebensmittel wirken austrocknend und reinigend auf die körperlichen Sekrete. Sie erhöhen den Appetit, was für Kaphas günstig ist. Allerdings kann Bitteres auch Unzufriedenheit, eine übermäßig kritische Haltung und Trauer verstärken. Eine geringe Unzufriedenheit kann auch Anlaß zu Veränderungen geben und somit auf Kaphas positiv wirken, die sich sonst vor Veränderungen scheuen. Bei Vatas können durch bittere Lebensmittel die konstitutionsbedingte Unsicherheit und Angst gefördert werden.

Adstringierende Lebensmittel ziehen im Mund alles zusammen, wie z.B. unreife Persimonen, Kurkuma oder Okra. Sie sind kühlend, leicht und trocken. Auf Pittas und Kaphas wirken sie positiv, auf Vatas eher negativ. Die Körpersekrete werden gereinigt, und der Körper wird allgemein etwas trockener. Die adstringierenden Lebensmittel können allerdings die Tendenz zu Introvertiertheit verstärken. Eine zu große Zurückgezogenheit kann ihrerseits Ängste und Sorgen hervorrufen. Besonders bei Vatas macht sich dies negativ bemerkbar. Die gleiche zusammenziehende Energie hilft Pittas, ihre ansonsten stark extrovertierte Persönlichkeit auszugleichen.

Die Geschmacksrichtungen bitter und scharf haben eine „Leichtigkeit", durch die sich Kaphas besser von ihrer Trägheit und ihrer übermäßigen Gebundenheit an den Körper und an materielle Wünsche lösen können. Süße, saure und salzige Lebensmittel fördern die Körperidentifikation und weltliche Wünsche. Daher sind diese Geschmacksrichtungen für Vatas, die meist nur schlecht geerdet sind, empfehlenswert. Vielleicht macht sich die Nahrungsmittelindustrie dies zunutze, indem sie den meisten Fast-Food-Produkten einen süßen und salzigen Geschmack gibt. Der Verzehr dieser stark verarbeiteten, gesundheitsabträglichen Nahrungsmittel fördert die Lust auf Sinnesbefriedigung.

Pittas profitieren von süßen, bitteren und adstringierenden Lebensmitteln. Demgegenüber sollten sie scharfe, salzige und saure Speisen besser meiden. Vatas geraten durch exzessive Mengen jeglicher Geschmacksrichtung aus dem Gleichgewicht. Viele ayurvedische Ärzte, die ich besuchte, bereiteten ihre Mahlzeiten so zu, daß alle Geschmacksrichtungen darin enthalten waren, um eine optimale Ausgewogenheit zu erhalten. Die der eigenen

Dosha-Konstitution gemäße Ernährung bedarf einer guten Beobachtungsgabe, eines scharfen Intellekts und einer guten Intuition.

Die chinesische Medizin hat sich eingehend mit den verschiedenen Geschmacksrichtungen der Lebensmittel auseinandergesetzt. Von den Chinesen werden fünf Geschmacksrichtungen beschrieben: scharf, süß, bitter, sauer und salzig. Man geht davon aus, daß jede Geschmacksrichtung spezifische Organsysteme beeinflußt.

Scharfe Speisen wirken auf die Lungen und den Dickdarm. Außerdem fördern sie das Schwitzen.

Süße Lebensmittel wirken auf Magen, Milz und Bauchspeicheldrüse. Ferner neutralisieren sie Giftstoffe.

Die bittere Geschmacksrichtung wirkt auf Herz und Dünndarm. Bittere Lebensmittel sollen auch fiebersenkend wirken und Durchfall begünstigen.

Saure Speisen wirken auf Leber und Gallenblase. Sie unterbinden Durchfall und das Schwitzen.

Salzige Lebensmittel wirken auf Nieren und Blase. Sie erweichen verhärtetes Gewebe.

Lebensmittelqualitäten

Die sechs hauptsächlichen Lebensmittelqualitäten im Ayurveda sind: schwer (Käse, Joghurt, Weizen), leicht (Gerste, Mais, Spinat, Äpfel), ölig (Milchprodukte, fettige Speisen, Avocados), trocken (Gerste, Mais, Kartoffeln, Bohnen) sowie heiße bzw. kalte Lebensmittel und Getränke (heißer Tee bzw. Eistee). Im allgemeinen wirken schwere, ölige und heiße Lebensmittel auf Vatas positiv und auf Kaphas negativ. Heiße, leichte und trockene Lebensmittel sind in aller Regel für Kaphas empfehlenswert, während sie von Pittas besser gemieden werden sollten. Pittas profitieren von schweren, öligen und kalten Lebensmitteln.

Im chinesischen System werden bei der Beurteilung der Lebensmittel die Geschmacksrichtung, die energetischen Qualitäten,

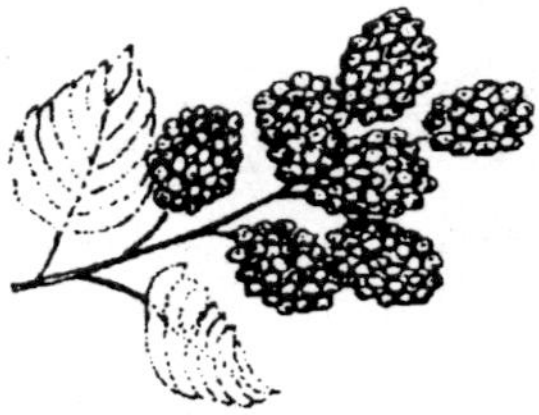

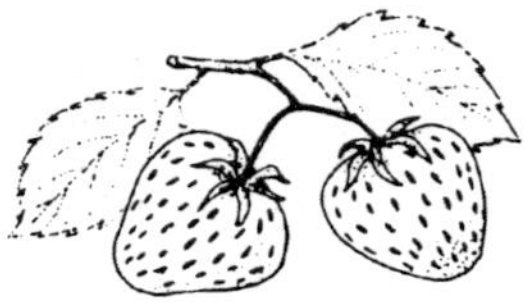

Sechs Lebensmittelqualitäten

	Vata	Pitta	Kapha
schwer	ja	ja	nein
ölig	ja	ja	nein
heiß	ja	nein	ja
leicht	nein	nein	ja
trocken	nein	nein	ja
kalt	nein	ja	nein

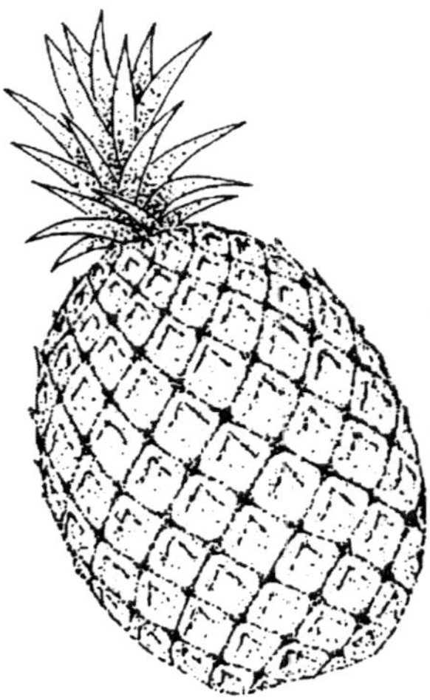

Sechs Geschmacksrichtungen

	Vata	Pitta	Kapha
süß	ja	ja	nein
sauer	ja	nein	nein
salzig	ja	nein	nein
scharf	nein	nein	ja
bitter	nein	ja	ja
adstringierend	nein	ja	ja

die spezifischen Wirkungen im Körper und die Affinität des entsprechenden Lebensmittels zu bestimmten Organen und Drüsen berücksichtigt. Die Energien der verschiedenen Lebensmittel werden in fünf Kategorien eingeteilt:

Kalte Energie (stark Yin): Bananen, Grapefruit, Kelp, Salat, Persimonen, Zucker, Wasserkastanien und Wassermelonen.

Kühle Energie (schwach Yin): Äpfel, Gerste, Tofu, Pilze, Gurken, Auberginen, Orangen, Mangos, Spinat, Erdbeeren und Mandarinen.

Neutrale Energie (ausgewogen): Aprikosen, Sesam, Sojabohnen, Kohl, Karotten, Sellerie, Eier, Mais, Äpfel, Feigen, Honig, Kidneybohnen, Milch, Oliven, Papayas, Erdnüsse, Ananas, Pflaumen, Kartoffeln, Kürbisse, Radieschen, Reis, Sonnenblumenkerne und Süßkartoffeln.

Warme Energie (schwach Yang): Spargel und Malz.

Heiße Energie (stark Yang): Essig, Zimt, Cayennepfeffer, Gewürznelken, Datteln, Knoblauch, Ingwer, grüne Zwiebeln, Muskatnuß, Himbeeren und schwarzer Pfeffer.

Im chinesischen System wird auch die spezifische Wirkung der Lebensmittel auf den Energiefluß im Körper beschrieben. Es gibt Lebensmittel, die die Energie aufwärts bewegen, d.h. von den unteren Körperregionen in den Brust- und Kopfbereich. Diese Lebensmittel können neutral, scharf, süß oder bitter schmecken. Unter anderem sind dies: Aprikosen, Sesam, Sojabohnen, Kohl, Karotten, Sellerie, Sonnenblumenkerne, Äpfel, Feigen, Weintrauben, Honig, Kidneybohnen, Milch, Erdnüsse, Reis und Süßkartoffeln. Indem sie die Energien im Körper aufwärts leiten, können diese Lebensmittel bei Durchfall oder Organfehlstellungen Abhilfe schaffen.

Die Lebensmittel, die die Energie nach außen und an die Körperoberfläche lenken, schmecken scharf oder süß. Manche dieser Lebensmittel eignen sich dazu, das Schwitzen zu fördern und Fieber zu senken: schwarzer Pfeffer, Ingwer, Zimt und roter Pfeffer.

Lebensmittel, die den Energiefluß nach innen lenken, können die Verdauungstätigkeit anregen und Schwellungen in der

Abdominalregion positiv beeinflussen. Es handelt sich hierbei um: Hopfen, Kelp, Salat und Salz. Diese Lebensmittel schmekken kalt, bitter oder salzig.

Schließlich gibt es noch Lebensmittel, die den Energiefluß im Körper nach unten lenken. Dies kann sich auf Übelkeit, Brechreiz, Schluckauf und Asthma positiv auswirken. Diese Produkte schmecken süß oder sauer: Äpfel, Bananen, Gerste, Tofu, Gurken, Auberginen, Salat, Mangos, Persimonen, Spinat, Weizen und Wassermelonen.

Lebensmittel können auch darin unterschieden werden, wie sie Nährstoffe verteilen. Honig ist ein „Transportsystem", welches die Bewegung von Nähr- und Wirkstoffen fördert. Olivenöl hingegen ist ein verlangsamendes Produkt, da es die Bewegung von Nährstoffen verzögert.

Sowohl das indische wie das chinesische Heilsystem, die beide seit vielen Jahrtausenden beachtliche Erfolge erzielen, beschreiben detailliert die energetischen Wirkungen unserer Lebensmittel und wie diese Energien unsere körpereigenen Energien beeinflussen. Von den spezifischen energetischen Qualitäten bestimmter Lebensmittel ausgehend werden in der chinesischen Medizin und im Ayurveda individuelle Kostpläne zur Heilung eines energetischen Ungleichgewichts eingesetzt. So würde zum Beispiel jemand, der unter einer schweren Erkältung leidet, von beiden Heilsystemen höchstwahrscheinlich eine Ernährung mit erwärmenden Lebensmitteln wie Cayenne, schwarzer Pfeffer oder Ingwer verschrieben bekommen. Im Ayurveda und in der chinesischen Medizin werden zwar unterschiedliche Ausdrücke und Konzepte benutzt, dennoch ist das grundlegende Verständnis von den Wirkungsweisen der verschiedenen Geschmacksrichtungen und Lebensmittelqualitäten gleich. So werden in vielen Fällen von beiden Systemen ähnliche Ernährungsratschläge ausgesprochen.

Die Regenbogenernährung

Der nächste Schritt zur Einheit mit Mutter Natur ist das Verständnis von den pflanzlichen Lebensmitteln mit ihren unterschiedlichen Farben als Verdichtung des Sonnenlichts. Die Farben eines Lebensmittels sind geheime, stille Botschaften der Natur. Umfassend dargestellt habe ich dieses Konzept in meinem Buch *Ganzheitliche Ernährung und ihre spirituelle Dimension.*

Max Bircher-Benner und Rudolf Steiner waren der Auffassung, daß rohe pflanzliche Lebensmittel in ihren lebendigen Geweben durch die Photosynthese Sonnenlichtenergie speichern. Ich bin der Meinung, daß Sonnenlichtenergien in durch Photosynthese aktivierten Kohlenstoff-Wasserstoff-Bindungen vorliegen und nur darauf warten, im Körper eines aufnahmefähigen, glücklichen Menschen, der die Gaben unserer Mutter Natur zu schätzen vermag, freigesetzt zu werden. Obgleich wir noch nicht genau wissen, wie diese Energien gespeichert werden, können wir bestimmte energetische Schwingungen anhand der Lebensmittelfarben erkennen. Dies ist die Grundlage der sogenannten Regenbogenernährung. Ich gehe davon aus, daß die Farben zeigen, welche spezifischen Licht- und Mikronährstoffenergien in der natürlichen Form der Lebensmittel gespeichert sind. Ganz allmählich lüftet sich somit das Geheimnis der Farben in der Natur.

Jedes der den sieben Grundfarben des Regenbogenspektrums zugeordneten Lebensmittel bezieht sich auf ein spezifisches feinstoffliches Energiezentrum im Körper samt den dazugehörigen Drüsen, Organen und Nervensystemgeflechten. Zum Beispiel unterstützen die magnesium- und kalziumreichen grünen Gemüse die Herzfunktion. Das Herzzentrum wird mit der Farbe Grün assoziiert, das Überlebenszentrum im Körper mit Rot. Rote Früchte und Gemüse wie rote Paprikaschoten oder Hagebutten sind reich an Vitamin C. Die Nebennierenrinde, die für den Überlebenstrieb von entscheidender Bedeutung ist, indem sie uns die „Kampf- oder Flucht-Reaktion“ ermöglicht, hat die höchste Vitamin-C-Konzentration im Körper. Das Vitamin C in roten Früchten und Gemüsen ist zudem wichtig für die Funktion und Stärke unseres Binde- und Muskelgewebes, die ebenfalls zum Überleben beitragen. Je empfänglicher wir für die Botschaften der Natur werden, um so stärker werden wir uns durch die Farben der Lebensmittel zu jenen Früchten und Gemüsen hingezogen fühlen, die wir tatsächlich benötigen.

Das allgemeine Prinzip der Regenbogenernährung ist, jeden Tag das volle Spektrum der verschiedenfarbigen Lebensmittel zu essen, um unseren gesamten Bedarf auf körperlicher und feinstofflicher Ebene optimal zu decken. Es empfiehlt sich, die roten, gelben und orangefarbigen Lebensmittel zum Frühstück zu essen. Somit steht uns eine enorme Auswahl an Früchten, Gemüsen, Nüssen, Samen und Getreidesorten zur Verfügung. Zu Mittag sollte die Farbe Grün dominieren, kombiniert mit etwas Gelb (z.B. Getreide, Nüsse, Samen) und Blau. Besonders empfehlenswert sind grüne Salate, Getreide, Nüsse, Samen und blaugrüne Meeresalgen. Am Abend kommen die oberen Farben des Regenbogenspektrums an die Reihe, nämlich Blau, Indigo, Lila oder Gold. Besonders leicht ist dies im Sommer zu verwirklichen, wenn die blauen und lilafarbenen Früchte erhältlich sind. Zur goldenen Farbe zählen Getreide, Papayas und Mangos. Auch rötlich-lilafarbene Rüben und Meeresalgen sind empfehlenswert.

Indem wir dieses Konzept der Regenbogenernährung allmählich in unsere individuelle Ernährungsweise integrieren, erlangen wir ein immer tieferes Verständnis von der Wirkung der Lebensmittel auf sämtliche Daseinsebenen. Wenn wir täglich alle Regenbogenfarben in uns aufnehmen, energetisieren wir uns mit dem vollen Sonnenlichtspektrum. Wir werden empfänglicher für die subtilen Botschaften unserer Mutter Natur und fühlen uns automatisch zu jenen Farben und Lebensmitteln hingezogen, die wir im Augenblick benötigen. Mutter Natur beschenkt uns mit ihrer Lichtenergie ebenso wie mit ihren physischen Nährstoffen.

Das Regenbogenernährungsspektrum

Frühstück: Grundfarben sind Rot, Orange, Gelb. Früchte (Äpfel, Orangen, Bananen), Gemüse, Nüsse, Samen, Getreide und alle weißen Lebensmittel.

Mittagessen: Grundfarben sind Grün, Gelb und Blau. Grüne Salate, Getreide, Nüsse, Samen und Meeresalgen.

Abendessen: Grundfarben sind Gold, Blau, Indigo und Lila. Getreide, goldene Früchte, Papayas, Mangos, rötlich-lilafarbene Rüben, rote und lilafarbene Meeresalgen, alle weißen Lebensmittel.

„Am Ende des Regenbogens erwartet Dich eine unendliche Fülle."

6

Die Wirkung unserer Nahrung auf Körper, Geist und Seele

Wir werden den enormen Einfluß kennenlernen, den die Nahrungswahl nicht nur auf unser körperliches, sondern auch auf unser emotionales, geistiges und spirituelles Wohlbefinden hat. Die Ernährung beeinflußt die Ausbildung unserer charakterlichen Integrität, die Klarheit unseres Geistes und unsere Aufnahmefähigkeit für spirituelle Energien. In der jüdisch-christlichen Tradition wie auch in vielen anderen Kulturen der Welt galten diese Zusammenhänge als selbstverständlich. Durch unsere Ernährung können wir den Empfang von Gottes Segen erleichtern oder auch erschweren. Sind Sie bereit zu erfahren, wie Ihre Ernährung sich auf Ihren Geisteszustand und Ihre spirituelle Entwicklung auswirkt?

„Laßt die Nahrung eure Medizin sein“

Hippokrates lehrte diese Botschaft im Jahre 431 v. Chr. Nahezu zweieinhalb Jahrtausende später beginnt die Bedeutung dieser Botschaft allmählich die öffentliche und medizinische Meinung zu beeinflussen. Unsere Nahrung beinhaltet verschiedene energetische Ebenen. Die spezifischen Kräfte beeinflussen unseren physischen Körper, die Art unserer Gedanken und sogar unsere Bewußtseinserweiterung. Die Farbe eines Lebensmittels, die fünf (nach dem chinesischen System) bzw. sechs (nach dem ayurvedischen System) Geschmacksrichtungen, die Aromen (mit denen ich mich noch nicht eingehend beschäftigt habe) sowie die sechs Qualitäten sind verschiedene Systeme, mit deren Hilfe man sich auf die Nahrungsenergien einstimmen kann. Die Produkte können auch nach ihrer Form, ihrer Yin- oder Yang-Energie (im chinesischen System) oder den drei Gunas (Eigenschaften des mentalen Zustands im Ayurveda-System) eingeteilt werden.

Seit Jahrtausenden wissen verschiedene Kulturen der Welt um die subtilen Wirkungen der Nahrungsmittel auf unseren Geist. Herodot, der griechische Historiker, berichtete, daß von Getreide lebende vegetarische Kulturen die Fleisch essenden Kulturen in Kunst, Wissenschaft und spiritueller Entwicklung stets überflügelten. In seinen Schriften vertritt er die Ansicht, daß Fleisch essende Völker verstärkt zu kriegerischen Auseinandersetzungen neigen und Zorn und sinnliche Leidenschaft zügelloser ausleben. Die alten ägyptischen Priester sollen spezielle Nahrung zu sich genommen haben, um ihre spirituelle Empfindsamkeit und ihr Bewußtsein zu vertiefen.

Bis zum heutigen Tag bereiten sich in Indien Brahmanen-Priester ihre Speisen selbst zu und essen stets getrennt von Menschen aus anderen sozialen Schichten. Sie halten sich an eine vegetarische Kost, die darauf abzielt, die subtilen spirituellen Qualitäten des Geistes zu kultivieren. Diese Tradition basiert auf dem Glauben, daß die Ernährungsform einer Gruppe ihr spirituelles Bewußtsein prägt. Weitergedacht würde dies bedeuten, daß die Ernährungsweise einer Nation ihren geistigen Zustand beeinflussen könnte. Rudolf Steiner, der Begründer des biologisch-dynamischen Anbaus, der Waldorf-Schulen und der anthroposophischen Medizin, war der Ansicht, daß eine vegetarische Kost den spirituellen Fortschritt der gesamten Menschheit fördern würde.

Ayurvedische Ärzte und Yogis wissen seit Jahrtausenden, daß unsere Ernährungsgewohnheiten tiefgreifende Auswirkungen auf unseren Geisteszustand haben. Im Ayurveda teilt man die verschiedenen Nahrungsmittel als auch die Geisteszustände in drei Kategorien bzw. Gunas ein: Sattva, Rajas und Tamas. Der sattvische Geisteszustand zeichnet sich durch mentale Klarheit, inneren Frieden, Harmonie und ein reges Interesse an spirituellem Fortschritt aus. Sattvische Lebensmittel erleichtern das Erlangen dieses Geisteszustands. Dies wird durch spirituelle Mönche der verschiedensten religiösen Traditionen bestätigt. Ein dem Rajas-Guna zugeordneter Geisteszustand ist geprägt von Aktivität, Unruhe, Aggressionen und Betonung des Weltlichen. Rajasische Nahrung fördert diese Eigenschaften. Sie eignet sich für Krieger oder für die stets unter Termindruck stehenden und vom Konkurrenzkampf geprägten Karrieremenschen. Eine tamasische Geisteshaltung ist lethargisch, impulsiv, gefühlskalt, gewaltbereit und moralisch degeneriert. Die diesem Zustand entsprechenden Nahrungsmittel unterstützen diese Neigungen. Diesen Geisteszustand findet man häufig bei Drogenabhängigen und Kriminellen.

Meist tendieren die Menschen dazu, jene Nahrungsmittel zu bevorzugen, die ihren gegenwärtigen geistigen und spirituellen Bewußtseinszustand widerspiegeln und festigen. Spirituell veranlagte Menschen fühlen sich am ehesten zu sattvischen Lebensmitteln hingezogen. Eine sattvische Ernährungsweise setzt sich aus Produkten zusammen, die dem Körper-Geist-Komplex Reinheit, Harmonie, inneren Frieden und Kraft verleihen. Sattvische Nahrung ist leicht verdaulich und führt nur zu einer minimalen Aufnahme von Giftstoffen im Organismus. In der ayurvedischen Medizin gelten folgende Lebensmittel als sattvisch: Früchte, Gemüse, eßbare Grünpflanzen, Bohnen, rohe Milch, Honig sowie geringe Mengen an Reis und Brot. Aus der Sicht der Essener und der spirituellen Ernährung ist die sattvische Ernährungsweise eine vegetarische Kostform, die zu etwa 80 Prozent rohe und zu 20 Prozent gekochte Nahrung enthält. Es ist eine Ernährung, die reich ist an Obst, gekeimten Hülsenfrüchten, Getreide, Samen, frischen Sprossen und Grassäften. Des weiteren stehen eingeweichte Nüsse, Honig und gelegentlich rohe Milch oder Joghurt auf dem Speisezettel.

Rajasische Nahrung führt bereits zu einer wesentlich stärkeren Reizung des Nervensystems. Zu dieser Kost zählen: Kaffee, grüner oder schwarzer Tee, Tabak, Frischfleisch sowie große Mengen an stimulierenden Gewürzen wie Knoblauch und Pfeffer. Diese Produkte werden von jenen Menschen konsumiert, die dadurch ihre weltlichen Aufgaben besser erfüllen können. Die disharmonischen, stimulierenden Wirkungen können jemanden, der sich überwiegend von rajasischer Kost ernährt, in einen aufgewühlten, rastlosen Zustand versetzen. Die körperlichen Kraftreserven werden verbraucht und man fühlt sich ausgelaugt. Kaffeeabhängigkeit und Hypoglykämie sind typische Symptome, die durch Rajas-Kost verursacht werden. Zu einer rajasischen Ernährung zählen Fleisch und stark gewürzte und gekochte Speisen mit fetten Soßen. Die stark stimulierende Wirkung derartiger Nahrung lenkt von den subtilen körperlichen und geistigen Botschaften ab und fördert eine rege körperliche, emotionale und mentale Aktivität, die jedoch meist unausgeglichen ist.

Zu tamasischer Kost zählt alte, zersetzte, verkochte, stark verarbeitete, übriggebliebene und wiederverwertete Nahrung sowie Fast-Food. Alles, was man im weitesten Sinne als synthetische, unnatürliche Kost bezeichnen kann, fällt in diese Kategorie. Derartige Produkte enthalten chemische Zusätze wie Konservierungsmittel, Pestizid- und Fungizidrückstände, industriell hergestellte Süßungsmittel, künstliche Farbzusätze, Sulfite, Nitrite etc. Alkohol, Marihuana, Kokain und andere Drogen unserer abhängigen Gesellschaft gehören ebenfalls in die Kategorie des Tamas. Kokain und Amphetamine haben anfänglich einen stimulierenden rajasischen Effekt, erzeugen jedoch bei längerfristiger Anwendung einen tamasischen Zustand von geistiger und körperlicher Erschöpfung. Die Geisteshaltung, die mit dem Kokain- und Amphetaminmißbrauch selbst während der Stimulationsphase einhergeht, läßt sich eindeutig der degenerierten Tamas-Kategorie zuordnen.

Jegliche Fleischnahrung, die nicht von frisch getöteten Tieren stammt, ist ebenfalls tamasische Kost, da bereits nach kürzester Zeit Fäulnis- und Verwesungsprozesse einsetzen. Dies betrifft fast sämtliche im Supermarkt erhältlichen Fleischprodukte. Solche Nahrung enthält praktisch keine positive Lebensenergie mehr. Vielmehr führen wir uns dadurch giftige chemische Abbauprodukte zu, die unsere Psyche negativ beeinflussen und unser Nervensystem irritieren. Vorzeitiges Altern und die Entstehung chronisch degenerativer Krankheiten werden somit gefördert. Der Konsum tamasischer Produkte führt zu Reizbarkeit, Lethargie und einer negativen Lebenseinstellung. Die destruktivsten Charaktereigenschaften, die in einem Menschen latent vorhanden sind, werden verstärkt und an die Oberfläche gebracht. Der tamasische Zustand, den ich hier beschreibe, ist jenes eklige Gefühl von innerlicher Verschmutzung und Trägheit, welches sich rasch auf die Geisteshaltung ausdehnt. Nicht wenige Menschen versetzen sich durch übermäßigen Konsum an Tamas-Produkten regelmäßig in eine starke energetische Unausgeglichenheit. Befindet man sich in einem solch destruktiven körperlichen und psychischen Zustand, ist es unmöglich, effektiv zu meditieren oder harmonische Gefühle zu empfinden.

Wenn man sich die amerikanische Fast-Food-Kost einmal genauer betrachtet, die von über 200 Millionen Amerikanern täglich konsumiert wird, stellt man fest, daß es sich dabei um eine extrem tamasische Ernährungsweise mit einigen stimulierenden Rajas-Elementen handelt. In Verbindung mit der weitverbreiteten Drogen- und Medikamentenabhängigkeit ist diese Kostform mitverantwortlich für die Tatsache, daß die USA nur an 21. Stelle liegen, was die Lebenserwartung anbelangt, jedoch unter den industrialisierten Nationen den ersten Platz bei der Zahl der jährlich verübten Morde einnimmt. Offiziellen Angaben zufolge werden in den Vereinigten Staaten mehr als 20 000 Menschen pro Jahr ermordet. Selbst der Vietnamkrieg forderte jährlich weniger Opfer unter den US-Amerikanern. Das FBI (die US-amerikanische Bundespolizei) schätzt, daß die amerikanische Mordrate im Jahre 1989 um 5 Prozent gestiegen ist. In einigen großen Städten nahm die Mordrate um 10-20 Prozent zu. Experten sagen weitere Steigerungen der Mord- und Gewaltverbrechensraten voraus. Wir leben in einer Gesellschaft, in der ein gewisses Maß an Gewalt mittlerweile als normal gilt.

Weitere Hinweise darauf, daß eine tamasische Ernährung mit einer reduzierten Hemmschwelle für Gewaltverbrechen einhergeht, ergaben unlängst durchgeführte Studien über jugendliche Straftäter. Als man die Ernährung der Jugendlichen änderte, die zuvor hauptsächlich aus tamasischen Fast-Food-Produkten bestand, ließ sich ein deutlicher Rückgang aggressiver Verhaltensweisen feststellen. Barbara Reed, die als Bewährungshelferin in Cuyahoga Falls im US-Bundesstaat Ohio tätig ist, konnte im Rahmen einer derartigen Studie 252 jugendliche Straftäter dazu überreden, ihre vormals tamasische Fast-Food-Ernährung auf eine Kost umzustellen, die viel Obst und Gemüse enthielt. Kein einziger der von ihr betreuten Teenager wurde wieder straffällig, solange er sich an die empfohlene gesündere Ernährung hielt.

Ähnlich bemerkenswerte Erkenntnisse lieferte eine an 267 Personen durchgeführte wissenschaftliche Studie von Dr. Steven Schoenthaler, die im Journal of Biosocial Research veröffentlicht wurde. Im Rahmen dieser Studie wurde ermittelt, daß jugendliche Straftäter im Durchschnitt 135 kg weißen Zucker jährlich konsumieren (der durchschnittliche Verzehr eines US-Bürgers liegt bei 55 kg). Als Dr. Schoenthaler den Zucker- und Fast-Food-Anteil reduzierte und vermehrt Obst und Gemüse bei den Jugendlichen einführte, ergab sich ein 48prozentiger Rückgang antisozialer Verhaltensweisen (Gewaltverbrechen, Diebstahl und das Weglaufen von zu Hause gingen drastisch zurück). Die positiven Auswirkungen ließen sich bei allen Altersgruppen und Rassen feststellen. Diese bemerkenswerten Resultate wurden einfach durch eine Ernährungsumstellung erzielt. Die amerikanischen Steuerzahler, die Unsummen pro Jahr für die Errichtung teurer Gefängnisanlagen ausgeben, wurden mit dieser Maßnahme überhaupt nicht belastet.

Eine tamasische Fast-Food-Ernährung führt zu Vitaminmangel, der die Gehirnfunktion beeinträchtigt und eine disharmonische Lebensweise fördert. Durch den Vitaminmangel (insbesondere die Vitamine B_1, B_3, B_6 und B_{12}) gerät unser Körper in einen höchst unausgeglichenen Zustand. Psychisches Unwohlsein und Störungen des Nervensystems sind die Folge.

Allergien sind häufig ein Schlüsselsymptom, welches als Warnsignal für eine Funktionsstörung des Organismus gedeutet werden muß. Als Arzt stelle ich immer wieder fest, daß Allergien wie von selbst verschwinden, wenn ein Mensch allgemein gesünder wird. Gegenwärtig erfreuen sich Ergänzungspräparate des Vitamin-B-Komplexes unter streßgeplagten Menschen großer Beliebtheit. Auf diese Weise werden Vitamine zu einem symptomunterdrückenden Medikament, welches die Disharmonien kaschieren soll, die durch ein aktivitätsorientiertes, von ständigem Streß gezeichnetes Leben zwangsläufig entstehen. Somit wird die destruktive Ausbeutung der eigenen psychischen und physischen Kraftreserven unterstützt, und die Fehler in der Lebensführung sollen durch die Einnahme irgendeines Wundermittels kompensiert werden.

Einige Menschen haben sich einen Lebensstil und eine Ernährungsweise angeeignet, durch die sie ständig giftigen Chemikalien und Schwermetallen ausgesetzt sind. Giftstoffe und Schwermetalle wurden in wissenschaftlichen Untersuchungen als Mitverursacher von Hyperaktivität, geistiger Zurückgebliebenheit und der Degeneration des Nervensystems nachgewiesen. Der Verzehr von Lebensmitteln aus kontrolliert biologischem Anbau kann in diesen Fällen zu einer wesentlichen Verbesserung der allgemeinen Gesundheit beitragen.

Yin und Yang bei der Einteilung von Lebensmitteln

Die eng miteinander verbundenen und einander ergänzenden Prinzipien von Yin und Yang sind Schlüsselbegriffe in der chinesischen Philosophie, mit denen die dynamische Natur des Universums beschrieben wird. Alles, was existiert, kann den Kategorien Yin oder Yang zugeordnet werden. Die Prinzipien können jedoch, obgleich sie polare Gegensätze darstellen, nicht alleine existieren. Gemäß den traditionellen chinesischen Lehren kann sogar die Persönlichkeit eines Menschen aus dem Blickwinkel der Yin- und Yang-Elemente betrachtet werden.

Yang-Eigenschaften sind das Sichzusammenziehen (Kontraktilität), Hitze, Feurigkeit, Dichte, Fläche und Bodennähe. Eine Yang-Persönlichkeit ist kraftvoll, willensstark, extrovertiert, gut geerdet, kontaktfreudig, zielstrebig, aktiv und wird leicht ärgerlich. Eine unausgeglichene Yang-Persönlichkeit kann extrem aggressiv, angespannt, unhöflich, reizbar und zornig sein. Ein übermäßiger Verzehr von Yang-Lebensmitteln intensiviert und fördert diese dem Yang-Aspekt zugeordneten Charaktereigenschaften. Ein Beispiel ist die früher in Indien übliche Praxis, Kriegern Fleischnahrung anzubieten, um ihre Kampfeigenschaften zu stärken. Obwohl man in Indien nicht von Yin und Yang sprach, liegt dennoch das gleiche Prinzip zugrunde.

Yin-Eigenschaften sind das Sichausdehnen (Expansion), Empfänglichkeit, Kälte, Erweiterung, Licht, Vertikalität und Zartheit. Die Yin-Persönlichkeit ist introvertiert, einfühlsam, innerlich ruhig, friedfertig, locker, nachdenklich, sensibel und strebt nach Bewußtseinserweiterung und spiritueller Entfaltung. Eine unausgeglichene Yin-Persönlichkeit kann unorganisiert, schüchtern, schlecht geerdet, willensschwach und passiv sein. Übermäßiger Konsum an Yin-Lebensmitteln ohne ausgleichende Yang-Elemente verstärken ihre psychischen und körperlichen Yin-Unausgewogenheiten.

Die Lebensmittel werden im chinesischen System danach eingeteilt, ob ihre Yin- oder Yang-Anteile überwiegen. Bei jedem

Lebensmittel besteht eine Kombination aus Yin- und Yang-Elementen, die sich ergänzen und ein dynamisches Gleichgewicht erzeugen. Yin-Lebensmittel sind vorwiegend basenbildend, doch gibt es auch einige, die säurebildend wirken. Demgegenüber sind Yang-Lebensmittel hauptsächlich säurebildend, wobei es auch einige basenbildende gibt. Die Yin-Yang-Graphik hilft bei der Orientierung. In der folgenden Auflistung sind die Lebensmittel von „am stärksten Yin" bis hin zu „am stärksten Yang" geordnet: chemische Zusatzstoffe, stark verarbeitete Produkte, Früchte, Gemüse, Meeresalgen, Samen, Nüsse, Bohnen, Getreide, Milchprodukte, Fisch, Geflügel, Schweinefleisch, Rindfleisch, Eier, Miso, Meersalz und gewöhnliches Speisesalz.

Basenbildende Yin-Lebensmittel sind Früchte, Gemüse und Honig. Samen, Nüsse und Bohnen sind säurebildend, jedoch leicht Yin bis neutral. Die Yang-Grundnahrungsmittel, wie Getreide und Fleisch, sind säurebildend. Basenbildende Yang-Lebensmittel sind Radieschen, Gurken, Miso und Salz. Säurebildende Yin-Lebensmittel sind Zucker, allopathische Medikamente, alkoholfreie gezuckerte Getränke und Alkohol.

Jedes dieser Nahrungsmittel hat einen Yin- und einen Yang-Anteil und besitzt somit eine Energie, die den menschlichen Geist entweder in Richtung Expansion oder Kontraktion beeinflußt. Die Auswahl des richtigen Gleichgewichts zwischen Yin und Yang in der Ernährung ist abhängig von verschiedenen Faktoren im Leben eines Menschen. Einige dieser Faktoren sind konstitutionell bedingt. So kann beispielsweise ein von seiner Veranlagung her „heißer" Yang-Typ seine innere Ausgeglichenheit durch den Verzehr von „kühlenden" Yin-Lebensmitteln fördern. Im chinesischen System werden die Organe und Drüsen des Körpers gemäß ihren Yin- und Yang-Eigenschaften oder anhand ihrer Unausgeglichenheit eingeteilt. Die geeigneten Lebensmittel werden verwendet, um das Gleichgewicht wiederherzustellen und die entsprechenden Organe oder Drüsen zu heilen. Die Yin-Yang-Ausgeglichenheit wird im Leben eines Menschen von so vielschichtigen Faktoren wie der beruflichen Tätigkeit, den Umwelteinflüssen sowie der psychischen und spirituellen

Verfassung bestimmt. Über eine gezielte Zusammenstellung der Nahrung läßt sich die Yin-Yang-Balance wirksam therapeutisch beeinflussen.

Ißt man ein stark Yin-geprägtes Lebensmittel, signalisiert der Körper häufig ein Verlangen nach einem ausgleichenden Yang-Produkt. So vermag beispielsweise der Genuß von Wein, der stark Yin ist, den Yang-Aspekt von Käse auszugleichen. Bier kann durch seinen Yin-Einfluß salzige Brezeln mit ihrem starken Yang-Aspekt kompensieren. Alkohol, stark Yin, gleicht das Yang von Fleischnahrung aus. Wenn die Ernährung zu viel des einen Aspekts beinhaltet, kann dadurch ein sehr starkes Verlangen nach Lebensmitteln des Gegenpols ausgelöst werden. Der Körper ist stets bestrebt, die Balance zu erhalten. Wenn man ein extrem Yang-förderndes Lebensmittel aus dem Speiseplan streicht, ist es meist sinnvoll, gleichzeitig den Konsum eines stark Yin-fördernden Produkts einzustellen. Eliminiert man Bier, so sollte man auch um salzige Brezeln einen Bogen machen.

Der Einfluß, den die Yin- und Yang-Energie der Lebensmittel auf unsere Psyche ausübt, wird besonders stark von unserer spirituellen Entwicklung geprägt. Ich bin zu der Überzeugung gelangt, daß Menschen, die sich sehr um spirituelles Wachstum bemühen, zu Yin-Lebensmitteln tendieren. Die Yin-Energie fördert die mit spiritueller Entwicklung einhergehende Expansion und die geistige und körperliche Empfänglichkeit für höhere kosmische Energien. Schleim- und säurebildende, enzymfreie, Yang-dominierte und stark gekochte Produkte sowie Fleisch und Getreide verringern die Empfänglichkeit für spirituelle Energien.

Manchmal vollzieht sich der Prozeß des spirituellen Wachstums jedoch so schnell, daß der Betreffende sich dadurch unausgeglichen fühlt. Dadurch kann sich ein starkes Verlangen nach Yang-Produkten einstellen, um die spirituelle Entfaltung zu verlangsamen. Vollzieht sich die Bewußtseinserweiterung harmonisch und ganzheitlich, treten derartige Gelüste nicht auf. Bei einer von mir selbst durchgeführten Studie, bei der sich 106 Personen an einem spirituellen Programm beteiligten, in dem ich die Ernährung bewußt nicht erwähnte, ließ sich nach einem Jahr eine deutliche Änderung der Eßgewohnheiten feststellen. 63 Prozent bevorzugten im Laufe der spirituellen Entwicklung eindeutig Yin-Lebensmittel. Offensichtlich ist es ein natürlicher Prozeß, daß der Organismus nach Yin-dominierter Kost verlangt, wenn spirituelles Wachstum zum vorrangigen Lebensziel erhoben wird. Durch das, was wir täglich essen, wird unser spirituelles Leben in entscheidender Weise geprägt. Es entsteht eine dynamische Wechselwirkung zwischen Nahrung und Spiritualität. Wir können durch die Wahl unserer Speisen die eigene Bewußtseinsentfaltung sowohl fördern als auch hemmen.

Wenn sich der spirituelle Fortschritt harmonisch vollzieht, kann man nach meiner Erfahrung verstärkt auf Yin-Ernährung umstellen, ohne dadurch eine Yin-Unausgeglichenheit zu erzeugen. Erscheinungen wie Zerstreutheit, Antriebslosigkeit und mangelnde Konzentrationsfähigkeit bleiben aus. Die Kraft des erweiterten spirituellen Bewußtseins ist häufig stärker als die Yin- und Yang-Energien der verzehrten Lebensmittel. Diese Beobachtung steht in keinem Widerspruch zu der sinnvollen Praxis, die Yin- und Yang-Aspekte von Lebensmitteln gezielt zum Ausgleich von Unausgewogenheiten einzusetzen. Die Ernährung ist ein unterstützender, nicht jedoch der entscheidende Faktor bei der Vertiefung des spirituellen Bewußtseins. Besonders wirksam kann die Ernährung den spirituellen Transformationsprozeß unterstützen, wenn man überwiegend Yin-fördernde Lebensmittel wählt.

Wie wir mit der Ernährung unsere spirituelle Energie fördern können

Unser Körper besteht aus einer Konzentration verschiedener energetischer Ebenen. Es ist daher nicht verwunderlich, daß wir bestimmte feinstoffliche Energien mit unseren Sinnen wahrnehmen können. Die meisten Menschen können beispielsweise energetische Veränderungen auf sexueller Ebene oder im Bereich der Verdauung spüren. Auch der Fluß spiritueller Energien läßt sich mit einiger Übung gezielt wahrnehmen. Durch das immer mehr in unser Bewußtsein tretende Göttliche entwickelt unser Körper-Geist-Komplex eine bessere Empfänglichkeit für die auftretenden Energien.

Wenn die subtilen Kanäle des Körpers nicht durch undisziplinierte Ernährung oder einen ausschweifenden Lebensstil blockiert sind, kann die spirituelle Energie auf vollkommene Weise in uns wirken. Eine viel Rohkost enthaltende vegetarische Ernährung unterstützt die reinigende Wirkung der spirituellen Energie und erhöht die Empfänglichkeit für Gottes Licht und Segen.

Im Jahre 1975 wurde durch Gottes Segen die spirituelle Energie in mir erweckt. Ich bekam die Botschaft, den Einfluß unserer Ernährungsweise auf unsere spirituelle Entwicklung zu erforschen. Um dieser Aufgabe nachzukommen, betreute ich seit 1975 über tausend Menschen in ihrem Bestreben, durch die Ernährung ihr spirituelles Leben zu unterstützen. Einige stets wiederkehrende Muster kristallisierten sich rasch heraus. Am wichtigsten war die Erkenntnis, daß die Empfindsamkeit für das Göttliche am besten durch eine leichte vegetarische Rohkosternährung gefördert wird.

Eine auf Fleischkost basierende Ernährung dämpft das Bewußtsein für Gottes Allgegenwart enorm. Eine zu etwa 80 Prozent aus Rohkost bestehende vegetarische Kost unterstützt demgegenüber die Entwicklung moralischer Integrität und die Gehorsamkeit gegenüber dem göttlichen Willen in vorbildlicher Weise. Wir können somit unsere Sensibilität für spirituelle Inspiration stetig vertiefen. Noch nachhaltiger wird dieser Prozeß durch eine zu 95% aus Rohkost bestehende Ernährungsweise und regelmäßiges Fasten beeinflußt. Insbesondere das Saftfasten vermag die Entwicklung unserer spirituellen Energie und Empfindsamkeit voranzutreiben.

Unsere Lebensmittel haben einen derart starken Einfluß auf unser Bewußtsein, daß ich mitunter sogar den Verzehr bestimmter Produkte empfehle, die den Entwicklungsprozeß verlangsamen. Eine zu rasche Erweckung von Energien kann Unbehagen und Verwirrung verursachen. Wenn eine Dämpfung der spirituellen Empfindsamkeit beabsichtigt ist, empfehle ich zunächst, den Verzehr von gekochtem Getreide auf 50 Prozent zu steigern. Dies reicht meist aus, um die Sensibilität für spirituelle Energien zu vermindern. Ist eine noch gravierendere Verlangsamung erwünscht, erweisen sich Fleischprodukte als hilfreich. Dennoch kann ich aus den in diesem Buch geschilderten Gründen den Fleischkonsum nicht empfehlen.

Mitunter beklagen sich Menschen bei mir darüber, daß sie trotz spiritueller Fortschritte wieder zu einer schweren, dämpfenden Ernährungsweise zurückgekehrt sind. Dadurch geht vieles von der spirituellen Disziplin und Wahrnehmungsfähigkeit für die göttlichen Energien verloren. Immer wieder beeindruckt mich, wie eine Umstellung auf leichte, lebensfördernde Kost nicht nur den Energiefluß eines Menschen positiv beeinflußt, sondern auch dazu inspiriert, sich mit der eigenen Spiritualität und mit Gott zu beschäftigen. Besonders deutlich manifestiert sich dies bei jenen Menschen, die an unseren spirituellen Fastenseminaren teilnehmen.

Eine geeignete Ernährung erweckt und verstärkt unsere allgemeine Sensibilität und Aufnahmefähigkeit für Gottes Licht und Segen. Dies bedeutet jedoch keineswegs, daß man bei anderer Ernährung Gottes Segen und höhere spirituelle Eingebungen nicht empfangen kann. Viele Menschen, die auch Fleisch essen, machen durchaus beachtliche spirituelle Fortschritte. Ich behaupte lediglich, daß eine für uns natürliche, rohkostorientierte Ernährungsweise, wie sie auch in der Bibel in *Genesis 1,29* beschrieben wird, eine harmonische spirituelle Entfaltung erheblich erleichtert. Fleischnahrung schwächt die moralische Willensstärke, die geistige Klarheit und das Verständnis für Gottes Botschaften. Gleichzeitig wird die Empfänglichkeit für feinstoffliche Energien erschwert. Die in uns vorhandenen animalischen Triebe werden gefördert und beherrschen somit unsere mentalen und spirituellen Kräfte. Ich bin keineswegs der erste, dem dies auffiel. Bereits in den im *Friedensevangelium der Essener* (S. 45/41-42) beschriebenen Lehren Jesu heißt es:

„Tötet weder Mensch noch Tier, noch eure Nahrung, die euer Mund aufnimmt. Denn wenn ihr lebendige Nahrung eßt, wird sie euch beleben, aber wenn ihr eure Nahrung tötet, wird euch die tote Nahrung ebenfalls töten. Denn Leben kommt nur vom Leben, und vom Tod kommt immer nur Tod. Denn alles, was eure Nahrung tötet, tötet auch euren Körper. Und was eure Körper tötet, tötet auch eure Seelen. Und eure Körper werden, was eure Nahrung ist, so wie euer Geist das wird, was eure Gedanken sind. Darum tötet jeder, der tötet, auch seinen Bruder. Und von ihm wird sich die Erdenmutter abwenden und ihm ihre belebenden Brüste entziehen. Und er wird von ihren Engeln gemieden, und der Satan wird in seinem Körper einziehen. Und das Fleisch geschlachteter Tiere in seinem Körper wird sein eigenes Grab werden. Denn wahrlich, ich sage euch, der, der tötet, tötet sich selbst, und wer vom Fleisch erschlagener Tiere ißt, ißt vom Körper des Todes. Denn in seinem Blut wird jeder Tropfen ihres Blutes sich in Gift verwandeln, in seinem Atem ihr Atem zu Gestank. Und ihr Tod wird sein Tod werden.“

In meiner persönlichen und klinischen Erfahrung gibt es einen eindeutigen Zusammenhang zwischen einem gesunden Körper, Geist und Intellekt und dem Bewußtsein für das Licht Gottes. Im *Friedensevangelium der Essener* (S. 25) sagt Jesus:

„Ich bin vom Vater gesandt, damit ich das Licht des Lebens vor euch erscheinen lasse. Das Licht entzündet sich selbst und erleuchtet die Dunkelheit, aber die Dunkelheit kennt nur sich selbst und kennt das Licht nicht. Ich habe euch noch viele Dinge zu sagen, aber ihr könnt sie noch nicht ertragen. Denn eure Augen sind an die Dunkelheit gewöhnt, und das ganze Licht des Himmelsvaters würde euch erblinden lassen. Darum könnt ihr das noch nicht verstehen, was ich euch über den Himmelsvater, der mich zu euch sandte, sage. Folgt deshalb zuerst nur den Gesetzen eurer Erdenmutter, von der ich sprach. Und wenn ihre Engel eure Körper gereinigt und erneuert und

eure Augen gestärkt haben, werdet ihr fähig sein, das Licht unseres Himmlischen Vaters zu ertragen.“

Nach vielen Jahren gesunder Ernährung sowie vielen Gebeten und Meditationen begann ich, das sanfte Fließen des göttlichen Lichts in mir zu spüren. Für mich ist dies eine willkommene Erinnerung an Gottes Liebe und Allgegenwart. Obgleich ich das göttliche Licht meist während des ganzen Tages spüre, ist es besonders morgens mitunter so überwältigend, daß ich mich nicht mehr bewegen kann. Voller Glückseligkeit liege ich einfach da und erfreue mich an der Erfahrung Gottes, die mir mein menschlicher Körper ermöglicht. Dies ist der Segen einer rohkostbetonten vegetarischen Ernährung. Die Energie Gottes ist überwältigend. Wir werden durch eine gesunde vegetarische Ernährung zu einem perfekten Empfänger, um Gottes Segen aufzunehmen.

Hypoglykämie und Psyche

Industriell hergestellter Zucker verursacht die im zwischenmenschlichen Bereich womöglich gravierendste funktionelle Störung von Gehirn und Psyche. Der international bekannte Ernährungsforscher und Buchautor Dr. Paavo Airola schätzt, daß der Durchschnittsbürger 55 kg weißen Zucker pro Jahr konsumiert. Dieser enorme Zuckerverzehr führt über kurz oder lang zu einer Vielzahl von Symptomen, wie zum Beispiel der Hypoglykämie (ein deutlich unter der physiologischen Norm liegender Blutzuckerwert). Je nachdem, welcher Statistik man Glauben schenkt, sind 10-70 Prozent der Menschen von dieser Störung betroffen.

Mit Ausnahme von organischer Hypoglykämie ist ein zu niedriger Blutzuckerspiegel jedoch keine Krankheit, sondern ein allgemeines Symptom hormoneller Unausgeglichenheit. Diesbezügliche Studien ergaben jedoch, daß eine Fehlfunktion der Bauchspeicheldrüse nicht die einzige Ursache ist. Auch

Störungen anderer Drüsen wie der Nebennierenrinde, Schilddrüse, Hypophyse, Eierstöcke und der Leber sowie Allergien können einzeln oder in Kombination eine funktionelle Blutunterzuckerung verursachen. Funktionelle Hypoglykämie ist weniger das Gegenstück zum Diabetes, als vielmehr ein allgemeiner Streßzustand des Hormonsystems. Andere mögliche Ursachen sind ein Mangel an Chrom, Zink, Pantothensäure, Magnesium, Kalium oder Vitamin B_6. In seltenen Fällen können auch Tumore der Bauchspeicheldrüse oder Hypophyse wie auch ein Morbus Addison die Ursache für eine organische Hypoglykämie sein.

Allergien stellen eine häufige Mitursache für zu niedrige Blutzuckerwerte dar. Oft ist der weiße Zucker selbst das Allergen, wobei dies jedoch auch jede andere Substanz sein kann. Dennoch sind wahrscheinlich weder spezifischer Vitaminmangel noch Allergien oder Tumore die Hauptursache für dieses mindestens 24 Millionen Menschen in den USA betreffende Symptom. Vielmehr liegt die Häufigkeit von hypoglykämischen Zuständen in einer selbstzerstörerischen, streßgezeichneten und unausgewogenen Lebens- und Ernährungsweise begründet, bei der Fast-Food, weißer Zucker und diverse sonstige Stimulanzien täglich konsumiert werden. Man könnte sagen, daß Hypoglykämie ein Ergebnis des typisch amerikanischen Lebensstils ist. Alles muß ständig schneller gehen, und jeder will noch mehr von allem haben. Durch unser aggressives, von Konkurrenzkampf geprägtes Denken entfernen wir uns immer weiter von einem Leben in Harmonie mit uns selbst und der Natur. Hypoglykämie ist das Ergebnis eines auf Materialismus und Fast-Food basierenden Lebensstils.

Um den Schmerz der Selbstausbeutung zu lindern und um einen kurzfristigen Energieschub zu erhalten, greifen die Menschen zu Süßigkeiten, überhöhten Vitamindosen, Alkohol, Zigaretten, Kaffee oder sonstigen koffeinhaltigen Produkten. So unsinnig es ist, sich kräftige Schläge auf den Hinterkopf zu versetzen und dabei Kopfschmerztabletten einzunehmen, so vergeblich ist die destruktive Art, mit innerer Leere und fehlendem inneren Frieden umzugehen. Offensichtlich sind die Menschen bereit, nahezu alles auszuprobieren, um ihre Kopfschmerzen zu behandeln, nur mit den Schlägen auf den Hinterkopf wollen sie nicht aufhören!

Ein stabiler Blutzuckerwert ist für die Funktion von Gehirn und Nervensystem von entscheidender Bedeutung. Schließlich ist Blutzucker (Glukose) der „Treibstoff" für Gehirn- und Nervengewebe. Bei vielen Meditationsanfängern habe ich ein gesteigertes Verlangen nach Süßem beobachten können. Nach meiner Meinung übt Meditation auf das Nervensystem eine heilende Wirkung aus. Diese Heilwirkung erfordert eine erhöhte Glukosezufuhr. Viele machen den Fehler, vermehrt minderwertige zuckerhaltige Speisen zu konsumieren. Dadurch werden ein schwankender Blutzuckerspiegel und eine Neigung zu Hypoglykämie verursacht. Eine Ernährungsweise, die aus komplexen Kohlenhydraten wie eingeweichten Nüssen und Samen, Obst, Gemüse und Getreide besteht, führt zu einem angemessenen, langsamen Freisetzen von Glukose ins Blut. Industriell hergestellte Zucker lassen die Blutzuckerkurve rasant hochschnellen und abfallen. Mönche und andere spirituelle Sucher, die aufgrund ihrer falschen Ernährung unter hypoglykämischen Zuständen litten, waren bald von ihren Symptomen befreit, nachdem ich sie auf diese Zusammenhänge hingewiesen hatte. In eigenen klinischen Untersuchungen zeigte sich, daß unter Hypoglykämie leidende Meditierende sich nach einer Ernährungsumstellung wesentlich besser konzentrieren konnten.

Unabhängig davon, ob sie meditieren oder nicht, stelle ich bei Menschen, die von Fast-Food zu gesunder Ernährung wechseln, immer wieder eine gesteigerte emotionale Stabilität und eine verbesserte Konzentrationsfähigkeit fest. Die Menschen werden wacher und geistig klarer. In den meisten Fällen werden emotionale Unausgeglichenheit, unerklärbare Traurigkeit, Panikattacken, Müdigkeit während des Tages, Antriebslosigkeit und Konzentrationsstörungen durch mehr oder weniger gravierende Schwankungen des Blutzuckerspiegels ausgelöst. Eine Ernährungsweise, die vorwiegend aus komplexen Kohlenhydraten besteht, wenig

Eiweiß und keine Süßigkeiten, Koffein, Alkohol oder Nikotin enthält, bewirkt eine eindeutige Verbesserung der psychischen Verfassung.

Spezifische Heilwirkungen von Lebensmitteln

Jedes Lebensmittel hat spezifische Heilwirkungen, die unabhängig von der allgemeinen Pitta-, Vata-, Kapha-, Yin- oder Yang-Wirkung sind. Insbesondere den Forschungsarbeiten von Dr. Bernard Jensen und Dr. N. W. Walker, die unabhängig voneinander arbeiteten, haben wir wichtige Erkenntnisse über die Heilwirkungen von Lebensmitteln und frischen Säften zu verdanken. Bei den von mir geleiteten spirituellen Fastenseminaren halten wir uns stets an die von Dr. Walker in seinen Büchern beschriebenen Prinzipien. Auch in diversen chinesischen medizinischen Texten finden sich lange Listen, in denen die Heilwirkungen verschiedener Lebensmittel beschrieben werden. Bei den Chinesen gelten die Kräuter als Lebensmittel, und es gibt Hunderte von Büchern, die das Heilen mit Kräutern erklären. Der enorme Einfluß der Ernährung auf unsere Gesundheit kann gar nicht genug betont werden. Bereits 1930 sagte Dr. Victor G. Rocine:

> *„Wenn wir uns falsch ernähren, kann kein Arzt uns heilen; wenn wir uns richtig ernähren, wird kein Arzt benötigt."*

Rocine war einer der ersten westlichen Ärzte, der den therapeutischen Einsatz bestimmter Mineralstoffe bei der Behandlung verschiedener Krankheiten empfahl. Litt ein Patient beispielsweise unter einer durch Jodmangel verursachten Schilddrüsenunterfunktion, verordnete Rocine den Verzehr von jodhaltigem Kelp, um die Störung zu beheben. Außerdem erkannte er, daß es bestimmte Persönlichkeitstypen gibt, die durch einen Überschuß an Kalzium, Silizium oder Schwefel im Organismus des jeweiligen Menschen entstehen.

Alltäglich sehe ich, wie durch die von Samuel Hahnemann vor über 200 Jahren entwickelte Homöopathie konstitutionell bedingte Störungen durch den Einsatz spezifischer Mineralstoffe, Kräuter und tierischer Substanzen auf energetischer Ebene geheilt werden können. In der Homöopathie erkannte man, daß es einen Zusammenhang zwischen der Wirkungsweise einer Substanz und der Persönlichkeitsstruktur des Patienten gibt. Es gibt Hunderte von Substanzen, wie z.B. Schwefel, Kalziumkarbonat oder Phosphor, die gemäß den verschiedenen Persönlichkeitstypen als Heilmittel eingesetzt werden.

Wie unsere Lebensmittel bestimmte Aspekte unserer Persönlichkeit beeinflussen, erklärte bereits der berühmte spirituelle Lehrer Paramahansa Yogananda. Sein Schüler J. Donald Walters beschreibt, welche Wirkungsweisen Yogananda verschiedenen Lebensmittel zuordnete: Mandeln fördern Selbstdisziplin und psychische Ausgeglichenheit; Bananen steigern Demut und Bescheidenheit; Brombeeren erleichtern reine Gedanken; Datteln unterbinden eine zu kritische Geisteshaltung, indem sie Verständnis und Empfindsamkeit fördern; Orangen lindern melancholische Zustände und stimulieren die Gehirntätigkeit; Himbeeren unterstützen die Gutmütigkeit. Die vom englischen Arzt Edward Bach entwickelten Bachblüten erlangen ihre Wirksamkeit dadurch, daß bestimmte Blumen, Bäume und Kräuter uns die benötigten Eigenschaften zuführen und von jenen Eigenschaften reinigen, die uns krank machen. Mit der Bachblütentherapie lassen sich gezielt emotionale Störungen heilen.

In dem von Gurudas verfaßten Buch *Flower Essences* werden die spezifischen Energien und Wirkungen der verschiedensten Blumen und Kräuter auf Körper, Persönlichkeit, Geist und Seele eines Menschen beschrieben. In ihrem natürlichen Zustand sind alle Lebensmittel, Säfte, Kräuter und Mineralstoffe lebendige Energiezustände, die uns auf jeder Ebene unseres Seins tiefgründig beeinflussen.

Denken Sie einmal über Ihre Ernährung nach!

Wie fühlen Sie sich?

- ❑ angespannt oder verspannt
- ❑ schwer
- ❑ langsam
- ❑ überhitzt
- ❑ reizbar
- ❑ antriebslos

Wie möchten Sie sich fühlen?

- ❑ entspannt
- ❑ leicht
- ❑ schnell
- ❑ wohlig
- ❑ ruhig
- ❑ intelligent und kreativ

Dann minimieren Sie

Fleischprodukte
Milchprodukte
Eier
sehr eiweißhaltige Speisen

Dann essen Sie mehr

Früchte
Gemüse
Getreide

Die Auswirkungen des Überessens

Zuviel zu essen, besonders wenn es sich um eiweißreiche Kost handelt, und regelmäßiges Essen spät am Abend führt unweigerlich zu einer körperlichen und psychischen Abstumpfung. Die Lebenskräfte von Körper und Geist werden dadurch rasch erschöpft, da ständig zuviel Energie für die überlastete Verdauung benötigt wird. Außerdem muß der Körper die durch zu reichhaltige Nahrung verursachte mangelhafte Sauerstoffversorgung der Zellen ausgleichen.

Der Konsum von übermäßigen Eiweißmengen vergiftet nicht nur den Darm, sondern verursacht auch eine allgemeine Übersäuerung des Organismus. Je stärker die Übersäuerung, um so langsamer und träger werden die Denkprozesse. Wenn der pH-Wert unseres Blutes, der normalerweise bei 7,4 liegt, auf 6,95 absinkt, kann das Nervensystem nicht mehr optimal arbeiten. Man wird träge und riskiert, in ein azidotisches Koma zu fallen. Wird der pH-Wert zu basisch, resultiert daraus eine übermäßige körperliche und emotionale Sensibilität und Reizbarkeit. Ferner kann das Konzentrationsvermögen stark nachlassen. Ein ausgeglichener Säure-Basen-Haushalt ist für einen stabilen psychischen Zustand von entscheidender Bedeutung.

Die Essenszeiten und ihre Auswirkungen auf die Psyche

Ein weiterer wichtiger Punkt ist die Beachtung der natürlichen Verdauungszyklen. Wenn wir unseren Verdauungstrakt nicht überlasten, wird es für uns wesentlich leichter, einen Zustand von psychischer Ausgeglichenheit zu erreichen. Auch unsere Meditation wird dadurch klarer und tiefer. Dem ayurvedischen System zufolge ist die Kraft der Verdauung zwischen 10 und 14 Uhr am stärksten. In der chinesischen Medizin wird die Zeit der stärksten Verdauungskraft mit 7 bis 9 Uhr morgens angegeben. Auch das Essen zwischen 13 und 15 Uhr wird gut verdaut. Die meisten Amerikaner nehmen ihre Hauptmahlzeit am Abend ein.

Dies ist jedoch die denkbar ungünstigste Zeit. Wenn man nach 19 Uhr noch eine große Mahlzeit ißt bzw. weniger als drei Stunden vor dem Zu-Bett-Gehen, kann ein Teil der verzehrten Nahrung nicht vollständig verdaut werden. Dies schafft ideale Bedingungen für die Vermehrung von Fäulnisbakterien im Darmtrakt. Die Nahrungsreste setzen Giftstoffe frei, und beim morgendlichen Aufwachen fühlt man sich dann keineswegs frisch, lebendig und geistig klar, sondern müde, mitunter wie gerädert und kaum in der Lage, sich den Anforderungen des Alltags zu stellen. Man fühlt sich mitunter wie ein verstopftes Abflußrohr. In einem solchen Zustand kann man weder vernünftig meditieren noch Sport treiben, obgleich gerade diese Aktivitäten für die Gesundheit und das spirituelle Wachstum besonders wichtig sind.

Unsere Verdauung wird zudem von der emotionalen und geistigen Atmosphäre bestimmt, die während des Essens herrscht. Aus diesem Grunde nehmen nur wenige Menschen ihre Hauptmahlzeit mittags ein, da sie meist eine entspanntere und gemütlichere Atmosphäre erfahren, wenn sie abends von der Arbeit heimkehren. Obwohl die Verdauungsenergie zu dieser Zeit nicht optimal ist, handelt es sich dennoch um ein sinnvolles Vorgehen. Man sollte lediglich darauf achten, am Abend nicht zuviel zu essen und die Eiweißmengen möglichst gering zu halten.

Oft habe ich bei proteinreicher Kost eine leicht stimulierende Wirkung festgestellt. Dr. Morter berichtet, daß dadurch der Stoffwechsel um etwa 30 Prozent beschleunigt wird. Dieser Effekt hält etwa 3 bis 12 Stunden an. Die großen Eiweißmengen steigern jedoch nicht die dem Körper zur Verfügung stehende Energie, sondern stimulieren sie lediglich. Eine proteinreiche Mahlzeit kann selbst stark anregen und Schlafstörungen verursachen, wenn man sie viele Stunden vor dem Schlafengehen einnimmt. Diese übermäßige Stimulierung kann sich auch in allgemeiner Nervosität und innerer Unruhe niederschlagen. Daher empfehle ich, die eiweißreichste Mahlzeit zum Frühstück oder zum Mittag einzunehmen, je nachdem, wann Ihre Verdauungsenergie am stärksten ist. Für mich persönlich ist es am sinnvollsten, die größte und proteinhaltigste Mahlzeit zwischen 7 und 9 Uhr morgens einzunehmen.

Das auf die individuellen Besonderheiten abgestimmte optimale Ernährungsverhalten verändert sich ständig, in Abhängigkeit von den Veränderungen des Körper-Geist-Seele-Komplexes. Ich selbst esse gegenwärtig nach 14^{30} Uhr nichts mehr. Abends trinke ich vielleicht noch ein halbes Glas Wasser oder etwas frischen Saft. Früher nahm ich abends mehrere Gläser frischen Gemüsesaft zu mir, wodurch mein Organismus zu basisch wurde und ich zuviel Wasser speicherte. Der Kapha-Typ kann schon bei einer Flüssigkeitsaufnahme von weniger als sechs Gläsern Wasser pro Tag zuviel Wasser speichern. Ein Pitta-Typ würde bei der gleichen Menge bereits dehydrieren. Im *Friedensevangelium der Essener* (S. 48) empfiehlt Jesus, nur zweimal täglich zu essen:

> *„Denn wahrlich, ich sage euch, derjenige, der mehr als zweimal am Tage ißt, vollbringt Satans Arbeit in sich."*

Auch andere spirituelle Lehrer und Gesundheitskundige rieten vom Essen nach 14 oder 15 Uhr ab. Seit Jahrhunderten befolgen buddhistische Mönche diese Praxis und essen nach 14 Uhr nichts mehr. Ein französischer Heiler erzählte mir von einem alten System, gemäß dem man bis 14 Uhr alles essen konnte, was man wollte. Danach aß man bis zum darauffolgenden Morgen nichts mehr. Er berichtete, wie viele Menschen durch dieses System ihre Gesundheit und ihr normales Gewicht zurückerlangten. Obgleich dies sicher ein extremes Beispiel darstellt, ist es doch von enormer Bedeutung, beim Essen auf die Zeiten zu achten. Für viele Menschen bedeutet es eine erhebliche Umstellung, nur noch zwei Mahlzeiten am Tag zu essen. Ich habe oft festgestellt, daß diejenigen, die abends ihre leichteste und eiweißärmste Mahlzeit einnehmen, sehr gute Resultate erzielen.

Ich wache morgens stets voller Energie und geistiger Klarheit auf. Zu einem großen Teil führe ich dies auf meine Gewohnheit zurück, nach 14^{30} Uhr nichts mehr zu essen. Bei dieser

Vorgehensweise blieb mein Gewicht immer konstant. Außerdem schätze ich es sehr, meinem Verdauungssystem jeden Tag eine 18stündige Erholungspause zu ermöglichen. Offensichtlich profitiert meine Gesundheit enorm von diesem Zeitplan. Bei jeder Mahlzeit esse ich nur so viel, daß ich mich leicht gesättigt fühle und bereits nach einer Stunde wieder körperlich aktiv sein kann.

Das für mich wichtigste Resultat dieser Ernährungsweise ist jedoch das herrliche Gefühl von kosmischer Energie, die durch meinen Körper fließt. In erster Linie verdanke ich dies dem Meditieren. Dennoch merke ich, wenn ich einmal zuviel oder zu spät am Abend esse, wie meine Wahrnehmung dieser Energien getrübt wird. Fühle ich mich körperlich rein, verbindet mich die Meditation auf unbeschreiblich schöne Weise mit dem Göttlichen. Unabhängig von äußeren Umständen fühle ich mich, als würde jede meiner Zellen von Glückseligkeit durchflutet. Besonders stark wird dieses Gefühl, wenn ich nur leicht esse und meine größte Mahlzeit am Morgen oder Mittag zu mir nehme. Durch bewußte Ernährung können wir die eigene Bewußtseinsentfaltung deutlich fördern.

Gesundheit und spirituelles Wachstum durch Fasten

Mit kaum einer anderen Selbstheilungsmethode können wir Körper, Geist und Seele so tiefgreifend beeinflussen wie durch das Fasten. Obwohl Fasten eigentlich die völlige Abstinenz von fester Nahrung und Flüssigkeit bedeutet, kann man es auch so definieren, daß man sich beim Fasten von allem fernhält, was sich auf Körper, Geist und Seele negativ auswirkt. Das Fasten ist das Lebenselixier der spirituellen Ernährung. Ich selbst faste seit vielen Jahren zwei- bis viermal jährlich für 7-10 Tage. Einmal habe ich sogar ein 40tägiges spirituelles Fasten durchgeführt.

Immer wieder stelle ich erstaunliche körperliche und spirituelle Transformationen bei den Teilnehmern unserer zweimal jährlich stattfindenden Fastenseminare fest. Bereits nach vier

Tagen berichten mir viele Teilnehmer von gesteigerter Konzentrationsfähigkeit, Kreativität und innerer Ruhe; Depressionen, Schlafstörungen und Ängste verschwinden wie von selbst. Ich vermute, daß die allgemeine Entgiftung auch die Gehirnzellen reinigt, wodurch die Funktion von Gehirn und Psyche enorm verbessert wird. Fast immer stellt sich gleichzeitig ein natürlicher Zustand von Freude und Glückseligkeit ein. Es wird mir immer klarer, daß die sich in den Gehirnzellen ablagernden Giftstoffe uns geistig und spirituell wesentlich stärker hemmen, als bislang angenommen wurde. Bei unseren Fastenseminaren unterstützen wir die spirituelle Entwicklung durch folgende Maßnahmen: vollständige Loslösung vom gewohnten sozialen Umfeld und der Alltagsroutine; Meditation, Hatha-Yoga und körperliche Bewegung; die Durchführung von Essener-Kommunionen; Einläufe; Fuß-, Bauch- und Kopfmassagen; Gruppengespräche, bei denen ein reger Erfahrungsaustausch stattfindet.

Menschen, für die sonst bereits eine halbe Stunde zu lang ist, können auf einmal zwei Stunden meditieren und beten. Die durch das Fasten und regelmäßige Meditation aktivierten Energien führen bei mehr als 90 Prozent der Teilnehmer zu einem spirituellen Erwachen. Bei jedem der Gesundheit und der spirituellen Entwicklung dienenden Ernährungsprogramm kommt dem Fasten eine wesentliche Bedeutung zu. Durch das toxische Umfeld, in dem die meisten von uns leben, werden wir bis an die Grenze unserer Belastbarkeit strapaziert. Durch zweimaliges Fasten pro Jahr können wir uns von dieser ständigen Vergiftung befreien.

Giftstoffe im Körper sind eine Tatsache

Viele Menschen meinen, den Ausdruck „Giftstoffe im Körper“ dürfe man nicht allzu wörtlich nehmen, da es sich um Panikmache einiger Ernährungsfanatiker handele. Die wissenschaftlichen Untersuchungen der letzten 100 Jahre belegen jedoch eindeutig die Existenz dieser überwiegend im Darm vorkommenden Giftstoffe. Sie existieren nicht nur, sie schädigen auf vielfältige Weise unser physisches und psychisches Wohlbefinden. Diese Giftstoffe entstammen meist der sogenannten intestinalen Autointoxikation. Hierbei handelt es sich um eine übermäßige Vermehrung fäulniserregender Bakterien in Dünn- und Dickdarm. Die von den Fäulnisbakterien produzierten Giftstoffe werden vom Blut aufgenommen und beeinträchtigen die körperlichen und psychischen Funktionen. Die aus dem Darm kommende Vergiftung des Organismus ist meist die Folge einer eiweißreichen Ernährung, die nur wenig komplexe Kohlenhydrate enthält. Ein Übermaß an Nahrung, der Verzehr reichhaltiger Mahlzeiten spät am Abend und eine träge Verdauung bis hin zur Darmverstopfung lassen einen wahren Teufelskreis entstehen.

1933 faßte Dr. Anthony Basler, Professor der Gastroenterologie, seine 25jährige Studie an 5000 Personen wie folgt zusammen:

> *„Jeder Arzt sollte sich darüber im klaren sein, daß die Darmvergiftung die wichtigste Ursache für eine Vielzahl von Störungen und Krankheiten im menschlichen Organismus ist."*

Bereits 1923 schrieb Dr. H. H. Boeker:

> *„Es ist mittlerweile bewiesen, daß es sich bei der Autointoxikation um die Grundursache für eine beachtlich große Anzahl von Symptomenkomplexen handelt."*

Viele wissenschaftliche Untersuchungen belegen, wie die Beseitigung der Darmvergiftung zu einer Besserung aller möglichen Symptome führt. Müdigkeit, Nervosität, Erkrankungen des Verdauungstrakts, Mangelzustände, Hauterscheinungen, Hormonstörungen, Kopfschmerzen, Ischiasbeschwerden, Rückenschmerzen, Allergien, Hals-, Nasen-, Ohrenkrankheiten, Augenerkrankungen und selbst Herzschlagunregelmäßigkeiten konnten in vielen hundert Fällen geheilt werden. Neuere Studien zeigen einen Zusammenhang zwischen der aus der Darmvergiftung stammenden Substanz Indikan und dem Auftreten von Subluxationen der Wirbelsäule. Ich will die Darmreinigung keineswegs als einzige Heilungsmöglichkeit für diese Erkrankungen bezeichnen. Dennoch wird dieser Aspekt allzu häufig übersehen, da der durch zu üppiges und zu eiweißreiches Essen verursachte Vergiftungszustand mittlerweile als normal gilt.

Einige der wichtigsten Darmgifte sind Ammoniak, Indol, Indikan, Skatol, Clostridium perfringens enterotoxicus, Gaunidin, Phenol und zu hohe Histaminkonzentrationen. Ich halte den Urintest auf Indikan für einen einfachen und effektiven Weg, um eine Darmvergiftung zu diagnostizieren. Die Leber vermag zwar einige dieser Giftstoffe zu neutralisieren. Sie wird jedoch durch das Auftreten größerer Toxinmengen und die Übersättigung des Blutes mit Giften hoffnungslos überfordert. Außerdem können Substanzen wie Skatol und Phenol von der Leber überhaupt nicht entgiftet werden.

Darmgifte haben mehr als nur eine symbolische Wirkung auf Psyche und Nervensystem. So führt beispielsweise eine erhöhte Ammoniakkonzentration im Blut zu einer Vermehrung der Gehirn-Rückenmarksflüssigkeit. Auf bislang noch ungeklärte Weise führt dies zu einer Störung des Gehirnstoffwechsels. Die Auswirkungen von erhöhten Ammoniakwerten in der Gehirn-Rückenmarksflüssigkeit werden durch klinische Studien belegt. Es ergaben sich neurologische und psychische Störungen, Zittern und Koordinationsstörungen, Gehirnwellenveränderungen und sogar Komazustände. Elf verschiedene Laboruntersuchungen ergaben, daß an Schizophrenie Leidende fünf- bis sechsmal höhere Hydroxyskatolwerte im Urin hatten als Gesunde (Hydroxyskatol ist ein Abbauprodukt des Skatols, welches durch die Einwirkung von Fäulnisbakterien entsteht). Diese Ergebnisse korrelieren mit den Daten russischer Forscher, die erstaunliche Heilerfolge bei der Behandlung von „unheilbarer Schizophrenie“ mit Wasserfasten erzielten. Dr. Allen Cott berichtet, daß dadurch 65 Prozent aller Fälle geheilt wurden. Bemerkenswerterweise erlitten einige dieser „Unheilbaren“ Rückfälle, als sie sich wieder mit eiweißreicher Fleischkost ernährten. Eine solche

Ernährungsweise fördert die Vermehrung von Fäulnisbakterien und die Anreicherung von Giftstoffen im Darm.

Die Darmvergiftung wird nicht nur mit schweren Geisteskrankheiten in Verbindung gebracht, sondern auch mit einer ganzen Palette psychischer Störungen. Bereits im Jahre 1917 präsentierten Dr. Satterlee und Dr. Eldridge auf einer Konferenz der amerikanischen Ärztegesellschaft ihre Dokumentation von 518 Patienten, die durch eine Darmreinigung von psychischen Erkrankungen geheilt wurden. Dabei wurden zahlreiche besonders in der heutigen Zeit relevante Symptome aufgezählt: geistige Trägheit, Abgestumpftheit, Schwachsinn; Konzentrations- und Erinnerungsverluste; geistige Verwirrtheit, Reizbarkeit, Selbstbewußtseinsstörungen; die Angewohnheit, sich übermäßig viele und unnötige Sorgen über das Leben und die Zukunft zu machen; Kontaktarmut, unbegründete Ängste und Phobien; Depressionen und Melancholie; Wahnvorstellungen und Halluzinationen; Selbstmordgelüste, Delirium und Apathie. Auch Senilitätserscheinungen sind bei Darmvergiftung häufig anzutreffen.

Das Fasten ist eine der besten und schnellsten Methoden, um den Darm zu entgiften. Bereits nach sieben Tagen Fasten konnte im Rahmen einer Studie eine deutliche Verringerung des Indikangehalts im Urin nachgewiesen werden. Auch Phenole, die ebenfalls zu den gefährlichen Darmgiften zählen, konnten durch Fastenkuren vermehrt ausgeschieden werden. Der Darm kann sich während des Fastens erholen, und Entzündungen klingen ab. Die Fäulnisbakterien werden drastisch dezimiert, da die von ihnen benötigte Eiweißnahrung fehlt.

Für diejenigen, die nicht fasten möchten, stellt eine eiweißarme (20-30 g pro Tag) Ernährung, die aus komplexen Kohlenhydraten und zu 80 Prozent aus Rohkost besteht, eine sinnvolle, wenn auch erheblich langsamer wirkendere Methode dar. Wird eine derartige Kostform mit regelmäßigen Fastenperioden kombiniert, ist sie um ein Vielfaches wirkungsvoller. Dabei sollte auf einen minimalen Fettverzehr geachtet werden, da insbesondere erhitzte Fette die Darmvergiftung erheblich verschlimmern.

Durch die Nahrungsaufnahme sollte der Verdauungstrakt nicht überfordert werden. Dies bedeutet, daß man sich nach Beendigung der Mahlzeit noch so leicht fühlen sollte wie zu Beginn. Wenn wir zuviel oder zu spät essen, können wir nur unvollständig verdauen und begünstigen die Fäulnisentstehung im Darm. Um die Bakterienflora von Dünn- und Dickdarm wieder mit gesunden Bakterien anzureichern, empfiehlt es sich, Lactobacillus-Acidophilus-Kulturen einzunehmen. Dadurch werden die unnatürlichen Fäulnisbakterien dezimiert. Auch körperliche Bewegung regt den Verdauungstrakt an. Langfristig führen diese Maßnahmen bei allen Menschen zum gewünschten Erfolg. Mitunter kann es jedoch notwendig sein, eine durch viele Jahre falscher Ernährung entstandene Verdauungsschwäche kurzfristig durch die Einnahme von Verdauungsenzymen oder verdauungsfördernder Kräuter auszugleichen.

Der Teufelskreis der Süßigkeiten

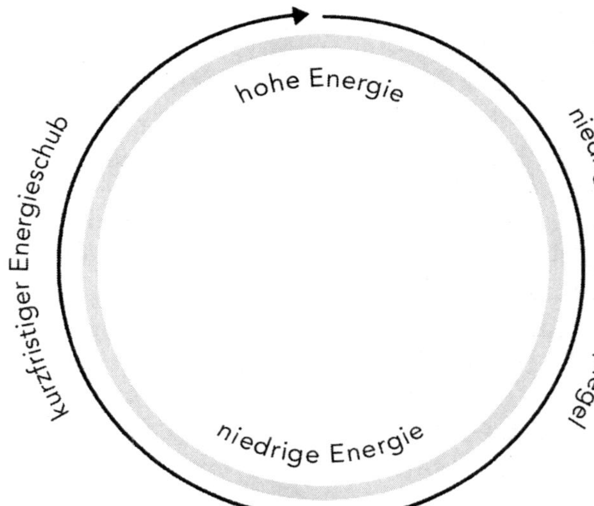

weißer Zucker, Schokolade, Alkohol, Gebäck, Kaffee

Durch Zuckerkonsum verursachte Symptome

- ❑ Unkonzentriertheit
- ❑ die Tendenz, zu schnell oder ohne Grund traurig zu sein
- ❑ die Tendenz, zu schnell oder ohne Grund ärgerlich zu sein
- ❑ die Tendenz, zu schnell oder ohne Grund aggressiv zu sein
- ❑ die Tendenz, zu schnell oder ohne Grund ängstlich zu sein
- ❑ die Tendenz, zu schnell oder ohne Grund zu weinen
- ❑ Erschöpfungszustände
- ❑ Orientierungsstörungen
- ❑ Hyperaktivität
- ❑ Gier nach Süßigkeiten
- ❑ Leistungsschwäche und Energiemangel

Zucker macht süchtig, verschafft kurzfristige Befriedigung und ist überall erhältlich. Sind auch Sie in diesen Teufelskreis geraten?

Wie man dem Teufelskreis der Süßigkeiten entkommen kann:

- ➢ Essen Sie gekeimtes Getreide, Samen und/oder Nüsse, Sprossen, Algen, Gemüse oder frische Früchte zu jeder Mahlzeit.
- ➢ Nehmen Sie regelmäßig drei Mahlzeiten am Tag ein.
- ➢ Essen Sie auch zwischen den Mahlzeiten Kleinigkeiten, um den Blutzuckerspiegel konstant zu halten.
- ➢ Vermeiden Sie alle stark verarbeiteten Produkte, Süßigkeiten und Fast Food, insbesondere weißen Zucker, Schokolade und Gebäck.
- ➢ Vermeiden Sie aufputschende Substanzen wie Kaffee und Alkohol.
- ➢ Führen Sie ein ausgeglichenes Leben.
- ➢ Verabschieden Sie sich von übermäßigem Alltagsstreß.

7

Fasten nährt die Seele

Das Fasten ist eine der ältesten Formen bewußter Ernährung. Anstatt sich von grobstofflichen Lebensmitteln zu ernähren, lebt man während des Fastens vom Nektar der göttlichen Energie. Das Fasten ist ein elementarer Bestandteil der jüdisch-christlichen Tradition. Moses und Jesus fasteten 40 Tage lang. Dies wird 74mal in der Bibel erwähnt. In diesem Kapitel wollen wir uns mit den physiologischen, gesundheitlichen und spirituellen Aspekten des Fastens beschäftigen.

Spirituelles Fasten wirkt reinigend und regenerierend auf alle Ebenen von Körper, Geist und Seele. Es ermöglicht unserem physischen Körper, von biochemischer Energie auf die Assimilation von göttlicher oder kosmischer Energie umzustellen.

Im *Friedensevangelium der Essener* (S. 51) verdeutlicht Jesus dies auf wunderschöne Weise:

> *„Und am siebten Tag eßt keine Erdenspeise, sondern lebt nur vom Worte Gottes. Und seid den ganzen Tag mit den Engeln des Herrn im Reiche des Himmlischen Vaters...laßt die Engel Gottes das Königreich des Himmels in eurem Körper bauen und laßt keine Nahrung die Arbeit der Engel in eurem Körper am siebten Tag erschweren."*

Fasten beschleunigt die Reinigung des Körpers und wirkt stimulierend auf den Energiefluß im Körper. Durch wiederholtes Fasten entwickeln wir die Fähigkeit, Gottes Energie immer leichter aufzunehmen. Fasten versetzt uns in die Lage, uns müheloser mit der göttlichen Energie zu verbinden. Dies motiviert uns, dauerhaft einen Lebensstil zu pflegen, der unsere spirituelle Entwicklung fördert. Der angesehene spirituelle Lehrer Paramahansa Yogananda sagte:

> *„Fasten ist ein großartiger Weg, um sich Gott zu nähern. Es befreit die Lebenskraft von der Nahrungsabhängigkeit und zeigt, daß es in Wahrheit Gott ist, der das Leben in unserem Körper ermöglicht."*

Das Fasten aus spirituellen Gründen geht über den bloßen Nahrungsverzicht und die Erholung von weltlichen Verpflichtungen hinaus. Idealerweise zieht man sich von allem zurück, was Körper, Geist und Seele schadet. Bereits nach wenigen Tagen des Fastens läßt der Appetit nach, und der Drang nach Nahrung vermindert sich zusehends. In dieser erweiterten Perspektive wird der Geist befreit, um in die höchste Verbundenheit mit Gott einzugehen. Fasten fördert bei jedem Menschen die spirituelle Entwicklung, da vor dem Erreichen einer gewissen Stufe spiritueller Entwicklung die Wünsche des Körpers und des Verstandes meist wesentlich stärker sind als die Sehnsucht nach Gottverbundenheit.

Die heilende Wirkung des spirituellen Fastens haben viele große Lehrer erfahren, unter ihnen Moses, Jesus, Platon, Aristoteles, Pythagoras, Hippokrates, Zarathustra, Konfuzius, Leonardo da Vinci, Gandhi und die Essener, von denen einige alljährlich 40 Tage lang fasteten. Das 40-Tage-Fasten wurde auch von Platon, Aristoteles und Pythagoras praktiziert. Für Pythagoras' Schüler war es Voraussetzung, um in die Mysterien seiner Lehren eingeweiht zu werden. Pythagoras war der Meinung, daß nur die transformierende Kraft eines 40-Tage-Fastens den Geist ausreichend zu reinigen vermochte. Auch Mahatma Gandhi empfahl den Menschen, zu fasten und ihre Körper zu reinigen. Unabhängig von ihren sonstigen Umständen, so lehrte er, würden sie dadurch Frieden und Glückseligkeit auf Erden finden. Gandhi wird mit der Aussage zitiert:

> *„Fasten bewirkt eine spirituelle Wiedergeburt. Das Licht der Welt wird dich erleuchten, wenn du fastest und dich reinigst."*

Jesus empfahl das Fasten als grundlegende Maßnahme für die körperliche, mentale und spirituelle Transformation. Im *Friedensevangelium der Essener* (S.17-18) spricht er:

> *„Und so dringen das Wort und die Macht Gottes nicht in euch ein, weil alle möglichen Übel und Abscheulichkeiten ihre Wohnung in eurem Körper und eurem Geist haben. Wenn ihr wollt, daß das lebendige Wort Gottes und seine Macht in euch eindringen kann, dann beschmutzt nicht euren Körper und euren*

Geist; denn der Körper ist der Tempel des Geistes, und der Geist ist der Tempel Gottes. Darum reinigt den Tempel, damit der Herr des Tempels darin wohnen und einen Platz einnehmen kann, der seiner wert ist. Erneuert euch und fastet. Denn ich sage euch wirklich, daß der Satan und seine Plagen nur durch Fasten und Beten ausgetrieben werden können. Bleibt allein und fastet. Der lebendige Gott wird es sehen, und groß wird die Belohnung sein. Und fastet, bis Beelzebub und alle seine Übel euch verlassen und all die Engel eurer Erdenmutter kommen und euch dienen. Wahrlich, ich sage euch, wenn ihr nicht fastet, werdet ihr euch nie aus der Macht des Satans befreien können und von allen Krankheiten, die Satan verursacht. Fastet und betet inbrünstig und sucht die Macht des lebendigen Gottes für eure Heilung.“

Die Auswirkungen des Fastens auf die Lebenskraft

Fasten hat eine kraftvolle Wirkung auf den Körper und ermöglicht eine Erneuerung unserer Lebenskraft. Die ganzheitliche Organisation von Körper und Geist wird durch das Fasten enorm unterstützt. Fasten ist das Heilmittel, durch das angesammelte Gifte und tote Zellen aus dem Körper ausgeschieden werden können. Es harmonisiert und verjüngt den Körper. Hippokrates meinte hierzu:

„Ein jeder hat einen inneren Arzt in sich. Wir müssen diesem nur ermöglichen, seine Arbeit tun zu können.“

Der amerikanische Gesundheitsberater Paul Bragg, der ein großer Verfechter eines natürlichen, gesunden Lebensstils war, schrieb über das Fasten:

„Die größte Entdeckung des modernen Menschen ist die körperlich, geistig und spirituell verjüngende Kraft des vernünftigen Fastens.“

Die meisten Menschen können vom Fasten enorm profitieren. Ausgenommen hiervon sind Menschen, die mehr als fünf Kilogramm Untergewicht haben, unter extremen Abmagerungs- und Auszehrungserscheinungen oder unter degenerativen Erkrankungen des Nervensystems leiden. Auch bei bestimmten Krebsarten und während der Schwangerschaft und Stillzeit sollte nicht gefastet werden. Diabetiker dürfen nur unter ärztlicher Aufsicht fasten. Bei Personen, die an Blutunterzuckerung leiden, empfehle ich, zuerst die Hypoglykämie zu stabilisieren. Unter Aufsicht können Hypoglykämiker durchaus fasten. Viele Menschen konnten von ihrer Hypoglykämie durch das Fasten vollständig geheilt werden.

Das Fasten hat sich bereits bei einer Vielzahl von Krankheiten bestens bewährt. Seit über 5000 Jahren ist es eine sichere und gesunde Methode, um abzunehmen. Meine Erfahrung zeigt, daß periodisches Fasten in Kombination mit einer vornehmlich aus Obst und Gemüse bestehenden rohkostorientierten Ernährung die beste Möglichkeit darstellt, um das Körpergewicht dauerhaft zu reduzieren. Rohkost ist beim Abnehmen besonders hilfreich, da sie auch bei geringen Nahrungsmengen die lebensnotwendigen Nähr- und Vitalstoffe liefert. Der hohe Enzymgehalt der Rohkost erleichtert die Verdauung. Durch Rohkostverzehr vermeiden wir die schädliche Wirkung erhitzter Fette.

Einmaliges Fasten ist nicht annähernd so effektiv wie das periodische Fasten. Nach jeder weiteren Fastenkur sind wir in der Lage, mit immer geringeren Nahrungsmengen auszukommen. Die Gesundheit wird auf ein völlig neues Niveau angehoben. Die stetige Wiederholung des Fastens setzt eine Umprogrammierung des Organismus in Gang, so daß eine gänzlich neue Beziehung zu unseren Lebensmitteln entsteht.

Je stärker die Giftstoffbelastung des Körpers, um so notwendiger ist die ärztliche Betreuung während des Fastens. Jemand, der sich von der üblichen denaturierten Kost ernährt, wird mehr zu entgiften haben als jemand, der sich mit vegetarischer Rohkost versorgt. Das Fasten bietet eine hervorragende Möglichkeit, um die Sucht nach ungesunden Nahrungsmitteln, Zigaretten oder Drogen zu behandeln. In der Suchttherapie ist das Fasten deswegen so erfolgreich, weil die „zelluläre Erinnerung" an die Sucht auslösende Substanz durch die Ausscheidung von Giften unterbunden wird. Nach durchschnittlich 5-7 Tagen haben sich diese zellulären Erinnerungen aufgelöst. Die Ausscheidung von Toxinen aus dem Organismus erleichtert es einem Menschen, die Sucht nach giftigen Substanzen zu durchbrechen. Nach dem Fasten fällt es uns wesentlich leichter, die Ernährung dauerhaft unseren wahren Bedürfnissen entsprechend zu gestalten. Dem Übergang auf eine aus Früchten, Gemüse, Sprossen, Keimlingen und Getreide bestehende Kost ist somit der Weg geebnet.

Wenn die zelluläre Erinnerung durch das Fasten abgeschwächt oder gänzlich eliminiert wird, erkennen wir unsere wirklichen Ernährungsbedürfnisse. Die Beendigung des Fastens bietet eine ausgezeichnete Möglichkeit, sich eine gesündere Kostform zur Gewohnheit zu machen. Das Fasten ermöglicht uns, alte Muster zu durchbrechen und unsere Ernährung und Lebensführung auf gesundheitsfördernde Verhaltensweisen umzuprogrammieren. Paracelsus, der große Arzt des Mittelalters, sagte einst: „Fasten ist das größte Heilmittel."

Fasten ist unbedenklich

Angesichts all dieser positiven Wirkungen des Fastens muß man sich natürlich fragen, warum diese Praxis noch immer nicht so populär ist, wie sie es eigentlich sein müßte. Viele Menschen haben eine irrationale Angst vor dem Fasten. Womöglich ist diese Angst auf die große Nahrungsvielfalt zurückzuführen, die wir in unserer Gesellschaft haben. Es leiden wesentlich mehr Menschen in den USA und Westeuropa an den Folgen von Überernährung als an Unterernährung. Allein in den Vereinigten Staaten sind schätzungsweise 80 Millionen Menschen übergewichtig. Laut einer Untersuchung des amerikanischen Kongresses sind 28 Prozent der Amerikaner zwischen 25 und 74 Jahren (32 Millionen Menschen) übergewichtig. Dies schließt jene 11,7 Millionen US-Bürger ein, die mehr als 20 Prozent Übergewicht haben und als fettsüchtig gelten.

Viele Menschen betäuben sich mit Überessen, um sich nicht mit der Intensität ihrer Gefühle auseinandersetzen zu müssen. Manche bekommen schon beim bloßen Gedanken an Nahrungsenthaltung panische Angst. Unsere Gesellschaft ist abhängig vom Überfluß; wir sind süchtig nach Exzessen. Selbst die Zyklen der Natur, durch die das regionale Nahrungsangebot begrenzt wird, erscheinen uns unnatürlich. Dennoch ist es eine Tatsache, daß wir lange Zeit nur von Säften oder Wasser leben können, ohne dabei unsere Gesundheit aufs Spiel zu setzen. Die großen Fastenexperten wie Paavo Airola und diverse europäische Fastenkliniken stellten fest, daß wir gefahrlos 40 Tage lang mit Wasser und 100 Tage mit Säften fasten können. In großen Fastenkliniken, in denen bereits Hunderttausende von Menschen betreut wurden, gelten 14-21 Tage als idealer Zeitraum. 7-10 Tage werden als vollkommen unbedenklich für nahezu jeden angesehen.

Der durch das Fasten ausgelöste körperliche Prozeß beginnt erst nach zwei bis drei Tagen, wenn der Körper in einen Zustand von Autolyse gerät. Die Autolyse ist ein Vorgang, bei dem der Körper seine eigenen Zellen verdaut. In seiner unermeßlichen Weisheit beschränkt sich unser Körper dabei auf jene Zellen und Gewebe, die überschüssig, krank, defekt, veraltet oder tot sind. Der weltbekannte Fastenexperte Dr. Buchinger, bei dem ich einige Zeit lernte, beschreibt das Fasten als „eine Verbrennung von Müll“. Wenn der Vorgang der Autolyse abgeschlossen ist und wirklicher Hunger einsetzt, ist der geeignete Zeitpunkt gekommen, um das Fasten zu beenden. Da die Autolyse der Schlüsselmechanismus ist, definiere ich Fasten als einen Prozeß, durch den im Körper eine Autolyse in Gang gesetzt wird.

Saft- und Wasserfasten

Saftfasten ist eine Form des Fastens, bei der lebendige Säfte dem Körper reichhaltig Enzyme liefern, die den Reinigungsprozeß fördern. Obgleich es häufig diskutiert wird, ob Saft- oder Wasserfasten besser sei, bevorzuge ich persönlich die allgemeinen Wirkungen des Saftfastens, da die Heilungskrisen wesentlich leichter verlaufen. Säfte sind reich an Mineralstoffen, Vitaminen und Enzymen, die den Verjüngungsprozeß des Körpers unterstützen. Sie werden rasch resorbiert und lösen daher keine Aktivierung der Verdauungsenzyme aus. Die alkalisierende Wirkung der Säfte neutralisiert sowohl die heutzutage weit verbreitete Übersäuerung des Organismus als auch die vom Körper freigesetzten Giftstoffe. Der alkalische Bestandteil der Säfte stärkt die Alkalireserve des Körpers, welche für die Gesundheit von enormer Bedeutung ist. Außerdem haben die meisten Menschen während des Saftfastens mehr Energie für die Meditation als bei reinem Wasserfasten. Schon Dr. Max Bircher-Benner schrieb, daß frische unerhitzte Säfte einen bislang unidentifizierbaren Faktor enthalten, der die Fähigkeit der Zellen unterstützt, Nähr- und Vitalstoffe zu resorbieren und Toxine auszuscheiden. Dr. Paavo Airola, einer der führenden Fastenexperten Amerikas und ein wichtiger Lehrer von mir, bevorzugt aus diesen Gründen ebenfalls das Saftfasten.

In der Buchinger-Klinik in Deutschland wurden bereits über 250 000 Fastende betreut, mehr als in jeder anderen Klinik auf der Welt. Dr. Buchinger ist überzeugt, daß das Saftfasten am sichersten ist und die besten Heilerfolge zeitigt.

Fasten als Verjüngungsmethode

Während einer Fastenkur werden die Verdauungsenzyme nicht im Verdauungsgeschehen verbraucht. Statt dessen können sie die Reinigung und Verjüngung des Körpers unterstützen. Dies geschieht sowohl durch Wasser- als auch durch Saftfasten. Wie bereits dargelegt, wirkt Fasten auf der physiologischen Ebene durch die Ausscheidung toter und absterbender Zellen und Toxine. Fasten begünstigt zudem die Zellerneuerung. Der Alterungsprozeß ist dadurch gekennzeichnet, daß mehr Zellen absterben als neue gebildet werden. Eine Verjüngung setzt ein, wenn die Zahl der neu entstehenden Zellen die Zahl der absterbenden Zellen übersteigt. Durch das Fasten wird dieser Verjüngungsprozeß aktiviert. Die Sinne werden schärfer, das Essen schmeckt besser, es steht mehr Lebensenergie zur Verfügung, die Meditation wird leichter, und die Verbundenheit mit dem Göttlichen vertieft sich. Paul Bragg beschreibt dies wie folgt:

> *„Das Fasten reinigt uns von jenen kleinen Dingen, die Herz und Geist belasten. Es gebietet der Zerstörung Einhalt und erneuert unsere Verbindung mit Gott."*

> *„Wenn wir fasten, arbeiten wir mit der Natur zusammen. Gott und die Natur werden keine Wunder wirken, bis wir nicht bereit sind, unser Leben und unsere Gewohnheiten in Einklang mit den Naturgesetzen zu bringen."*

Athenäus, ein griechischer Arzt, sagte einst:

> *„Fasten heilt Krankheiten, verbessert die Stimmungslage, verbannt die Dämonen, befreit von unreinen Gedanken, verschafft geistige Klarheit und Reinheit des Herzens, heiligt den Körper und erhebt den Menschen auf den Thron Gottes."*

Von dem berühmten Sufi-Poeten und Mystiker Rumi stammt ein Gedicht über das Fasten, welches all die dargestellten Aspekte wunderschön zum Ausdruck bringt.

Es liegt eine verborgene Süße in der Leere des Magens.
Wir sind Lauten, nicht mehr, nicht weniger.
Wenn der Schallkasten mit irgend etwas vollgestopft ist,
ertönt keine Musik.

Wenn Gehirn und Magen durch das Feuer des Fastens
gereinigt sind,
ertönt in jedem Moment ein neues Lied aus dem Feuer.
Der Nebel lichtet sich, und neue Energie läßt dich die
vor dir liegenden Stufen mühelos emporlaufen.
Sei leerer und weine, wie Rohrblattinstrumente weinen.
Leerer, schreibe Geheimnisse mit dem Rohrblattstift.
Wenn du voller Speise und Trank bist,
nimmt Satan den Platz deiner Seele ein,
eine häßliche Metallstatue anstelle der Kaaba
Wenn du fastest, scharen sich gute Angewohnheiten um dich
wie Freunde, die ihre Hilfe anbieten.
Fasten ist Salomons Ring.
Gib ihn nicht irgendeiner Illusion, die dich deiner Kraft
beraubt,
doch selbst wenn du es getan hast und deinen Willen und
deine Kontrolle verloren hast,
so kommen sie durch das Fasten zu dir zurück,
Wie Soldaten, die mit hoch fliegenden Fahnen plötzlich
aus dem Boden erscheinen.
Ein Tisch steigt zu deinen Zelten herab,
der Tisch Jesu.
Erwarte, ihn zu sehen, wenn du fastest,
dieser Tisch ist reichhaltig gedeckt mit Gaben, die viel besser
sind als Gemüsesuppe.

8

Der Säure-Basen-Haushalt

Auch für den gesundheitsbewußten Teil der Bevölkerung sind Informationen über den Säure-Basen-Haushalt relativ neu. Ein ausgewogener Säure-Basen-Haushalt des Organismus ist unabdingbar für die Gesundheit. Manchen Lesern mögen die nachfolgenden Informationen etwas kompliziert erscheinen. Daher habe ich die wichtigsten Sachverhalte in Bildern und Grafiken dargestellt. In diesem Kapitel werden Sie eine vollständige Einführung in die Theorie des Säure-Basen-Gleichgewichts erhalten. Ich werde Ihnen die alkalischen und säurebildenden Wirkungen von Lebensmitteln und Nahrungsergänzungspräparaten vorstellen. Des weiteren zeige ich die Symptome eines Säure- oder Basenüberschusses und wie man ihn behandeln kann. Wenn Sie keinerlei wissenschaftliches Interesse haben, empfehle ich Ihnen am Ende dieses Kapitels eine einfache Methode zur Messung und Steuerung Ihres Säure-Basen-Haushalts. Wenn Sie das ganze Kapitel lesen, wird es Ihr Verständnis von gesunder Ernährung und Ihren individuellen Bedürfnissen vertiefen. Sind Sie zu diesem Schritt bereit?

Der Säure-Basen-Haushalt des Körpers ist für unsere Gesundheit von überragender Bedeutung. Die individuelle Gestaltung der eigenen Ernährung muß diesem Faktor stets Rechnung tragen. In unserem Körper entstehen ständig saure Stoffwechselprodukte, die neutralisiert werden müssen, damit wir weiterleben können. Wir benötigen daher alkalisch wirkende Lebensmittel, um die fortlaufende Säureproduktion im Organismus auszugleichen. Unser Leben und unsere Gesundheit sind von der Fähigkeit unseres Körpers abhängig, den pH-Wert des Blutes bei 7,4 zu halten. Diesen Ausgleichsmechanismus nennt man Homöostase.

Der Begriff pH bezieht sich auf das Gewicht (pondus) des Wasserstoffs (Hydrogen). Er beschreibt die Anzahl der Wasserstoffionen in einer Lösung. Sind sehr viele Wasserstoffionen vorhanden, zeigt der pH eine saure Lösung an. Sind nur wenige Wasserstoffionen in einer Lösung, so ist diese basisch. Der pH-Wert wird auf einer Skala von 0 bis 14 gemessen. Über 7 gilt als alkalisch und alles unter 7 als sauer. Einen pH-Wert von 7 bezeichnet man als neutral. Der pH-Wert von reinem Wasser beträgt 7.

Der normale pH-Wert für Gewebe und Flüssigkeiten im Körper ist alkalisch. Der Magen stellt die einzige Ausnahme dar. Die Verdauungssekrete der Leber und des in der Leber produzierten Gallensaftes liegen zwischen 7,1 und 8,5. Die in der Gallenblase eingedickte Galle hat einen pH-Wert zwischen 5,0 und 7,7. Wenn einer dieser pH-Werte von der Norm abweicht, können die Stoffwechselenzyme in diesen Geweben und Organen nicht optimal funktionieren. Die allgemeine Gesundheit leidet darunter. Mit Ausnahme des Blutes haben alle Systeme einen gewissen Spielraum, so daß sie durch ihre pH-Wert-Schwankungen dazu beitragen können, den pH-Wert des Blutes konstant zu halten. Das Blut muß immer einen pH-Wert zwischen 7,35 und 7,45 aufweisen.

Da der pH-Wert des Blutes wenig Toleranz besitzt, hat die Homöostase des Blut-pH-Werts oberste Priorität. Obgleich die optimale enzymatische Funktion im alkalischen Bereich liegt, werden Gewebe und Organe dennoch ungünstigere pH-Werte in Kauf nehmen, um durch das Freisetzen ihrer alkalischen Mineralien eine drohende Übersäuerung des Blutes zu verhindern. Wenn aber das Blut beispielsweise alkalische Elemente aus dem Enzymsystem des Dünndarms bekommt, können die Verdauungsenzyme der Leber und der Bauchspeicheldrüse, die nur bei einem basischen pH-Wert des Dünndarms ihre maximale Wirkung entfalten, ihre Aufgaben nicht mehr zufriedenstellend erfüllen. Die gesamte Verdauung gerät ins Stocken. Ein ausgeglichener pH-Wert des Blutes ist daher Grundvoraussetzung für eine optimale Verdauung (siehe S. 195).

Die zweite Priorität der Homöostase ist die Steuerung der Verdauung. Nähr- und Vitalstoffe müssen assimiliert und in die verschiedenen Bereiche des Körpers transportiert werden, um den Säure-Basen-Haushalt des Blutes und des allgemeinen Organismus sicherzustellen. Eine gesunde Verdauung stellt die Elektrolyte und Vitalstoffe zur Verfügung, die von der Körperflüssigkeit benötigt werden. Diese Flüssigkeit, in der unsere Zellen schwimmen, heißt Extrazellulärflüssigkeit (EZF).

Eine unausgewogene Verdauung führt in der Regel zu Elektrolytstörungen. Dies trifft in besonderem Maße auf Natrium-, Kalium-, Magnesium- und Kalziumionen zu. Elektrolytstörungen beeinträchtigen den Flüssigkeitstransport, der sich im „inneren Ozean" des Körpers abspielt. Nähr- und Vitalstoffe werden dabei den Zellen zugeführt und Stoffwechselendprodukte abtransportiert. Elektrolyte und andere Nahrungssubstanzen sind für die zelluläre Oxidation und zahlreiche weitere Stoffwechselfunktionen, von denen das Leben der Zelle abhängt, absolut unersetzlich. Die EZF nimmt Säuren und andere Stoffwechselprodukte der Zellen in sich auf. Aus poetischer Sicht könnte man

Alkalisches Blut

Wenn das Blut zu basisch ist, leitet der Körper zum Ausgleich saure Elemente aus dem Magen ins Blut über.

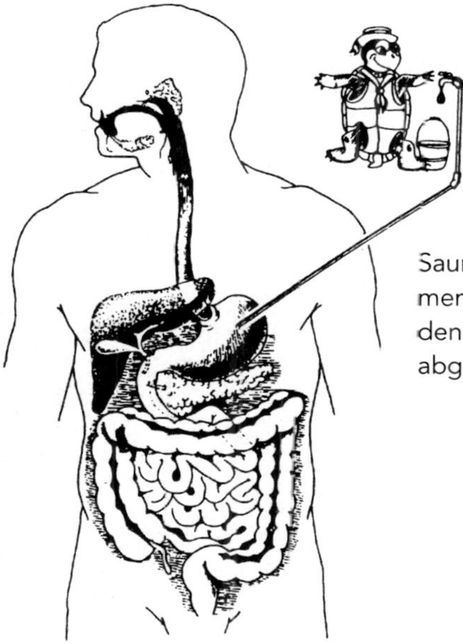

Saure Elemente werden ins Blut abgegeben.

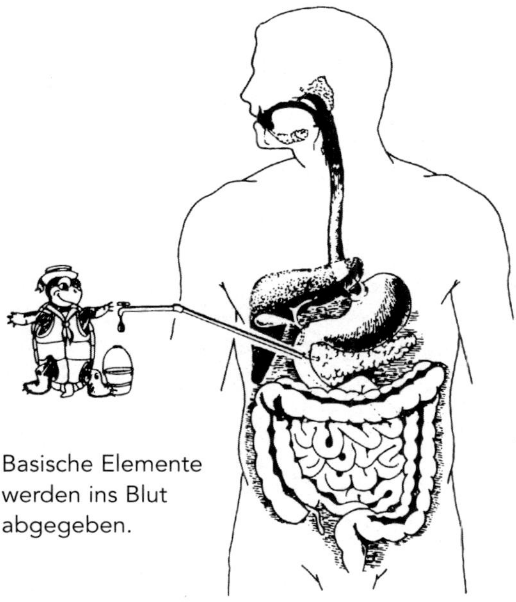

Basische Elemente werden ins Blut abgegeben.

Saures Blut

Wenn das Blut übersäuert ist, leitet der Körper basische Elemente aus dem Dünndarm ins Blut über.

den „inneren Ozean“ mit dem richtigen Ozean vergleichen, der einst die einzelligen, aus dem Wasser stammenden Organismen umgab. Als die Organismen komplexer wurden und sich aus immer größeren Zellverbänden zusammensetzten, mußte ein innerer Ozean entstehen, durch den die nicht mehr in direktem Kontakt zum äußeren Ozean stehenden Zellen versorgt werden konnten.

Insgesamt sind etwa 70 Prozent unseres Körpergewichts Flüssigkeit. Einen ähnlichen Prozentsatz findet man im Verhältnis zwischen Land und Wasser unseres Planeten. Die in den Zellen vorkommende Flüssigkeit stellt etwa 55 Prozent unseres Körpergewichts; die Extrazellulärflüssigkeit etwa 15 Prozent. Das Blut macht etwa fünf Prozent der EZF aus. Zehn Prozent der Flüssigkeit in den Geweben umgibt die Zellen.

Wenn beim Flüssigkeitstransport oder in der EZF eine unausgewogene Konzentration an Mineralien und ein Mangel an Nahrungssubstanzen und Sauerstoff besteht, können die Zellen nicht mehr richtig funktionieren und sterben ab. Ein Grundsatz der modernen Physiologie besagt, daß die Gesundheit unserer Zellen und unseres Gesamtorganismus in entscheidender Weise von der EZF abhängt. Die Extrazellulärflüssigkeit, in der die Zellen schwimmen, muß in ihrer Zusammensetzung permanent kontrolliert werden. Die Homöostase des Säure-Basen-Gleichgewichts in Blut und Extrazellularraum ist ein weiterer Schlüssel zur Gesundheit (siehe S. 197).

Eine gesunde EZF wird durch gut funktionierende Ausscheidungsorgane (Nieren, Leber, Dickdarm, Haut) unterstützt. Diese Organe eliminieren nicht nur Abbauprodukte und Toxine, sondern bieten dem Körper zudem die Möglichkeit, sich von sauren oder basischen Elementen zu befreien, die den pH-Wert von Blut und EZF gefährden könnten. Bei der Untersuchung der Substanzen, die über den Urin ausgeschieden werden, kann man Rückschlüsse auf den Elektrolythaushalt und die Säure-Basen-Puffer des Organismus ziehen. Droht eine Übersäuerung, scheiden die Nieren mit dem Urin Säuren aus. Der Urin ist in der Präventivmedizin ein guter Gesundheitsindikator.

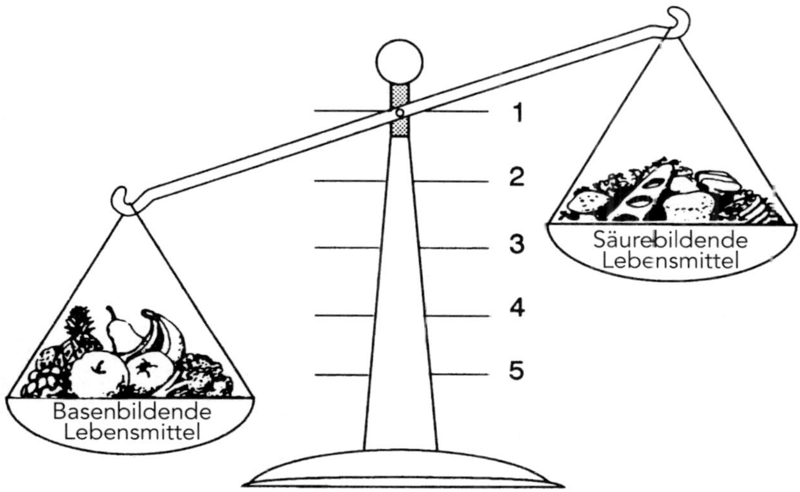

Die Bedeutung des Säure-Basen-Haushalts für unsere Gesundheit

Ausgewogene Aufnahme von Lebensmitteln

↓

Homöostase des Blut-pH-Werts bei 7,4

↓

Verdauungsenzyme arbeiten im gesamten Organismus im optimalen pH-Bereich

↓

Ausgewogener Elektrolythaushalt

↓

Optimale Zusammensetzung der Extrazellulärflüssigkeit für die Ernährung, Entgiftung und das Funktionieren der Zelle.

Der pH-Wert des Urins kann im Tagesverlauf Schwankungen zwischen 4,8 und 8,4 unterliegen. Der Urin-pH-Wert zeigt an, was wir für die Erhaltung unserer Gesundheit tun müssen. Gravierende Veränderungen des Blut-pH-Werts sind meist ein ernstzunehmendes Krankheitszeichen.

Der Einfluß der Ernährung auf das Säure-Basen-Gleichgewicht

Der Fähigkeit unseres Körpers, Störungen im Säure-Basen-Haushalt zu kompensieren, sind natürlich Grenzen gesetzt. Diese Grenzen erreichen wir bald, wenn wir die Bedürfnisse unseres Organismus nicht berücksichtigen. Die Ernährung nimmt beim Säure-Basen-Haushalt die Schlüsselfunktion ein. Wenn der Körper die Folgen einer unausgewogenen Ernährungsweise nicht kompensieren kann, gerät das innere Milieu aus dem Gleichgewicht. Viele Krankheiten beruhen auf dem Bemühen unseres Körpers, das innere Milieu wieder zu harmonisieren. Manche Experten sind der Ansicht, Krebs werde durch eine Übersäuerung der Extrazellulärflüssigkeit begünstigt. Krebszellen können im Vergleich zu gesunden Zellen wesentlich besser in einer sauren und sauerstoffarmen Umgebung leben.

Es gibt viele Ursachen für Störungen des Säure-Basen-Haushalts. Die Ernährung ist jedoch der wichtigste Faktor. Ganz allgemein läßt sich sagen, daß eine Ernährung, die zu viele säurebildende Lebensmittel wie Fleisch, Getreide, pasteurisierte Milchprodukte, die meisten Bohnen, viel Fett, Zucker und zu große Eiweißmengen enthält, eine Übersäuerung des Körpers hervorruft. Essen wir dagegen viele basenbildende Lebensmittel wie Früchte, Gemüse, Meeresalgen oder Miso, kann unser Organismus auch zu basisch werden. Ernährungsforscher aus aller Welt haben ermittelt, daß das optimale Verhältnis bei 80 Prozent basenbildenden und 20 Prozent säurebildenden Lebensmitteln liegt. Durch eigene Untersuchungen bin ich jedoch zu der

Überzeugung gelangt, daß bei jedem Menschen das optimale Verhältnis individuell bestimmt werden muß. Mit anderen Worten: Es gibt keine allgemeingültige, optimale Relation zwischen säure- und basenbildenden Lebensmitteln.

Früher dachte ich, daß alle Konsumenten von tierischen Produkten zwangsläufig übersäuert und Vegetarier, insbesondere Rohköstler, basisch sein müßten. Untersuchungen, die ich an 172 meiner Patienten durchführte, konnten diese Annahme jedoch nicht bestätigen. Besonders überraschten mich die 28,5 Prozent der Vegetarier, die einen sauren Urin hatten, und die 17 Prozent der Fleischesser, die alkalische Urin-pH-Werte aufwiesen. Die Beobachtung, daß sich bei 46 Prozent der Fleischesser ein saurer und bei 28,5 Prozent der Vegetarier ein basischer Urin zeigte, entsprach meinen Erwartungen. Gegenüber den Fleischessern fand sich bei den Vegetariern ein höherer Prozentsatz, bei dem ein der Norm entsprechender pH-Wert zwischen 6,3 und 6,9 nachgewiesen werden konnte (siehe unten).

Ergebnis meiner Untersuchungen zum Säure-Basen-Haushalt

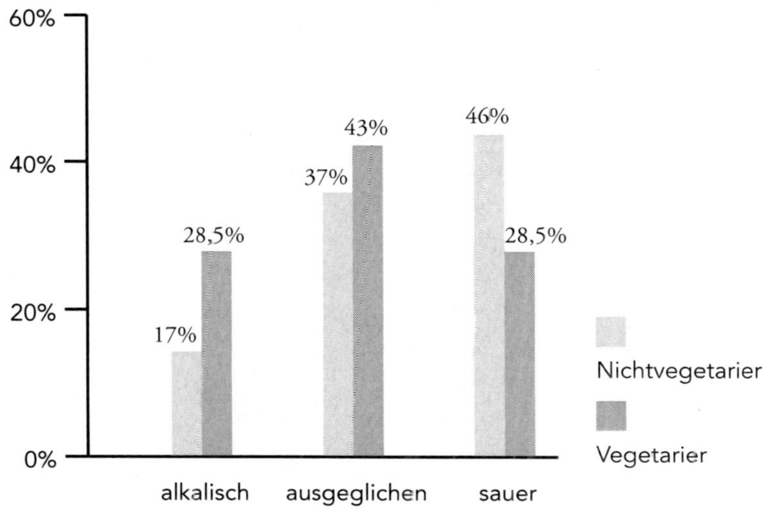

Bei der Untersuchung der pH-Werte des Urins verwende ich die Methode des 24-Stunden-Sammelurins. Dieses Verfahren benutzte ich bei dieser Studie und meinen allgemeinen Aussagen über Urin-pH-Werte. Ich sehe in diesem Verfahren zwei Vorteile. Erstens sind willkürliche Messungen des Urin-pH-Werts im Verlauf des Tages enormen Schwankungen unterworfen, da der pH-Wert des Körpers im Tageszyklus stark variiert. Der 24-Stunden-Sammelurin stellt einen Durchschnitt dar, der die Gesamtmenge der an einem Tag ausgeschiedenen sauren und basischen Elemente widerspiegelt. Zweitens kann jeder diesen Test selbst durchführen. Abbildung 3 zeigt die Urin-pH-Werte der untersuchten Patienten vor dem Beginn einer Therapie. Als alkalisch wurde bezeichnet, was über 7 lag. Als sauer stufte ich Werte von 6,2 oder darunter ein. Die meisten Fleischesser, deren pH-Wert zwischen 6,3 und 6,9 lag, aßen nur ein- oder zweimal pro Woche Fleisch. Offensichtlich ist der Urin-pH-Wert jener Personen, die nur selten Fleisch essen, den Werten der Vegetarier ähnlicher als dem pH-Wert der täglich Fleisch Essenden. Ich habe beobachtet, daß Menschen, die täglich Fleisch konsumieren, wesentlich stärker von Übersäuerung betroffen sind als jene, die nur unregelmäßig Fleisch zu sich nehmen.

Meinen Untersuchungsergebnissen zufolge muß es offensichtlich weitere Faktoren geben, die unabhängig von der Ernährung auf den Säure-Basen-Haushalt Einfluß nehmen. Möglicherweise haben manche Personen durch Veranlagung eine Tendenz zur Übersäuerung des Stoffwechsels. Dr. Rudolf Wiley hat dies durch seine Arbeiten dokumentiert. Wileys Untersuchungen bestätigen meine Ergebnisse in der Hinsicht, daß das Säure- und Basenniveau des Körpers tageszeitlichen Schwankungen unterworfen ist. Ferner weist Wiley auf den Einfluß der weiblichen Menstruationszyklen hin. In diesem Bereich bedarf es noch weiterer Forschung. Frauen sollten vor, während und nach ihrer Periode regelmäßig den pH-Wert untersuchen, um ihre Ernährung den jeweiligen Bedürfnissen anpassen zu können. Im Ayurveda-System, in dem drei physiologische Typen unterschieden werden, geht man ebenfalls von einer genetischen Disposition aus, durch die manche Menschen leichter zu Säure- oder Basenüberschuß im Körper tendieren. Insbesondere der Pitta-Typ neigt zu einer Übersäuerung des Organismus.

Mitunter beobachtet man bei einer Umstellung auf vegetarische Ernährung einen vorübergehenden Heißhunger auf Fleisch. Ich vermute, daß es sich um Menschen mit einer zum Basischen neigenden Konstitution handelt, deren Veranlagung durch die Ernährungsumstellung besonders deutlich zutage tritt. Der Heißhunger auf Fleisch ist ein Zeichen des Organismus, daß er durch die Zufuhr von säurebildender Nahrung der entstandenen Alkalisierung entgegenwirken möchte. Fleischkost ist stark säurebildend und kann einen zu basischen pH-Wert wieder normalisieren.

Von entscheidender Bedeutung für all jene, die sich aus gesundheitlichen, sozialen, moralischen, ökonomischen, ökologischen, politischen und spirituellen Gründen vegetarisch ernähren, ist die Tatsache, daß es auch ohne Fleischzufuhr möglich ist, dem Körper die nötigen Säuren zuzuführen. Pflanzliche Lebensmittel eignen sich hervorragend, ebenso wie Apfelessig oder lebendige pflanzliche Verdauungsenzyme. Es bedarf keiner extremen Maßnahmen wie des Verzehrs von Fleisch, um den Körper im Gleichgewicht zu halten. Unabhängig von der individuellen Körperkonstitution ist es mit rein vegetarischer Kost leicht möglich, einen optimal ausgeglichenen Säure-Basen-Haushalt zu erreichen.

Des weiteren muß man bei der Interpretation meiner Untersuchungsergebnisse ins Kalkül ziehen, daß eine vollständige Verdauung nicht automatisch erfolgt. Folgendes Beispiel soll dies verdeutlichen. Wenn ein Vegetarier trotz basenüberschüssiger Ernährung einen sauren pH-Wert aufweist, läßt dies eine nur unvollständige Verdauung komplexer Kohlenhydrate als wahrscheinlich erscheinen. Durch diese unvollständige Zerlegung der Kohlenhydrate in ihre elementaren Bausteine können auch die basischen Mineralien dem Körper nicht zur Verfügung gestellt werden. Würde eine gesunde Verdauung die vollständige

Nutzung der alkalisierenden Mineralstoffe ermöglichen, so könnte auch keine Übersäuerung entstehen.

Ein Vegetarier mit schlechter Eiweißverdauung gerät eher in einen Basenüberschuß als ein Vegetarier, der sich gleich ernährt, das Eiweiß jedoch besser verdauen kann. Dies liegt in der Tatsache begründet, daß eine wirksame Eiweißverdauung dem Körper Säuren zuführt.

Auch die Geisteshaltung eines Menschen hat auf den pH-Wert des Urins einen nicht unerheblichen Einfluß. Des öfteren traf ich Vegetarier, die aufgrund ihrer Ernährung eher basisch hätten sein müssen, durch ihre negative Geisteshaltung jedoch übersäuert waren.

Daher kann man nicht erwarten, daß alle Vegetarier zwangsläufig basisch und alle Fleischesser unweigerlich übersäuert sein müßten. Dennoch zeigen meine Untersuchungen, wie man durch das Einhalten bestimmter Ernährungsprinzipien den pH-Wert gezielt in die eine oder andere Richtung verändern kann.

Die konstitutionell bedingte Neigung zum basischen oder sauren Milieu kann man kompensieren, indem man achtsam gegenüber der eigenen Geisteshaltung ist. Außerdem muß man die individuelle Fähigkeit, Eiweiße und komplexe Kohlenhydrate zu verdauen, berücksichtigen. Dies widerlegt die häufig gemachte Aussage, nach der manche Menschen „unbedingt Fleisch essen müssen". Vielmehr benötigen manche Personen die richtigen Pflanzenenzyme, Apfelessig oder eine Anregung der eigenen Fähigkeit, Säuren aus Nahrungsproteinen freisetzen zu können. Ein geringerer Verzehr von basenüberschüssiger Kost und eine verbesserte Eiweißverwertung vermögen den gesundheitlichen Wert einer vegetarischen Ernährungsweise zu optimieren.

Säureproduktion ist normal

In unserem Stoffwechsel werden unter normalen Bedingungen ständig Säuren produziert. Im Tierreich wird Basisches zu Saurem umgewandelt, und nahezu alle Stoffwechselschlacken sind

Säuren. Im Pflanzenreich hingegen wird Saures zu Basischem umgewandelt. Vorrangig saure Böden bringen überwiegend basische Pflanzen hervor, von denen uns viele als Nahrung dienen. Diese symbiotische Beziehung veranschaulicht die faszinierenden Kreisläufe der Natur.

Bei jeglicher Form von Aktivität entstehen in unserem Organismus saure Substanzen wie Milchsäure oder Kohlendioxid. In der Extrazellulärflüssigkeit wird das aus den Zellen abgegebene Kohlendioxid in Kohlensäure umgewandelt. Der Schwefel und Phosphor aus unseren säurebildenden und eiweißreichen Lebensmitteln wird durch Oxidation in Schwefelsäure und Phosphorsäure umgewandelt. Die vollständige Verdauung von Eiweißnahrung stellt Wasserstoffionen zur Verfügung, die den pH-Wert ins Saure verschieben. Die im Stoffwechsel stattfindende Umwandlung der Eiweiße führt zur Entstehung von Harnsäure. Sie erhöht die Flüssigkeitsausscheidung, wodurch vom Körper dringend benötigte, basenbildende Mineralien verlorengehen (siehe unten).

Normale zelluläre Säuren

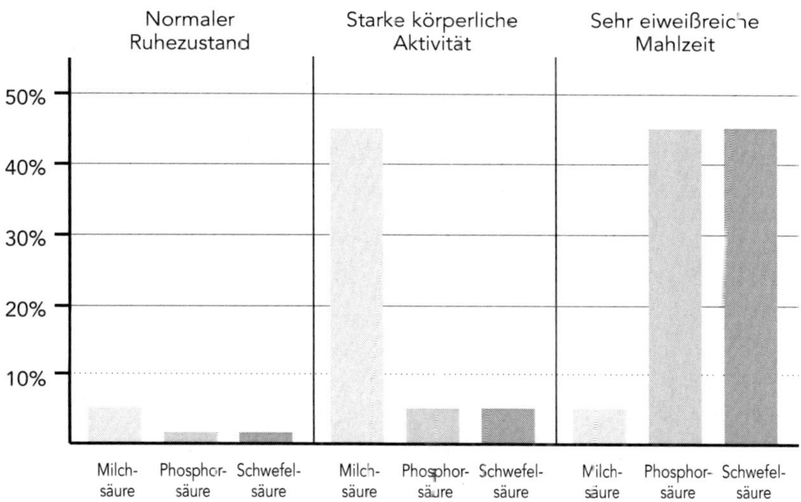

Fette sind generell eher säurebildend oder neutral. Sie bewirken eine starke Verlangsamung der Verdauung, was zu einer Erhöhung der Fäulnisprozesse und damit zu Säurenüberschuß führt. Des weiteren wird im Fettstoffwechsel Essigsäure gebildet. Durch unvollständige Fettzerlegung entstehen Ketone, die ebenfalls eine Übersäuerung begünstigen. Die diabetische Azidose ist ein Beispiel für eine extreme Form der körperlichen Übersäuerung.

Einfache Kohlenhydrate, wie beispielsweise weißer Zucker, sind leicht säurebildend, da sie schnell resorbiert und verstoffwechselt werden. Dies trifft sowohl auf Monosaccharide (Glukose) wie auf Disaccharide (Sukrose, Rohrzucker), Laktose und Maltose zu. Im Stoffwechsel führen sie zur Bildung verschiedener Säuren wie z.B. Milch- und Essigsäure. Da es sich bei diesen Kohlenhydraten um raffinierte, stark verarbeitete Produkte handelt, enthalten sie keine alkalischen Mineralstoffe. Der Körper muß zur Pufferung der organischen Säuren, die bei der Verstoffwechslung des Einfachzuckers entstehen, auf seine Reserven an basischen Mineralstoffen zurückgreifen. Komplexe Kohlenhydrate wie Getreide werden langsamer und gleichmäßiger verstoffwechselt und führen nicht zur Bildung von organischen Säuren. Komplexe Kohlenhydrate, die mehr alkalische als säurebildende Mineralstoffe enthalten, haben eine basenbildende Wirkung. Dazu gehören Hirse und Buchweizen.

Die Definition von säure- und basenbildenden Lebensmitteln

Anhand des Geschmacks läßt sich nicht erkennen, ob es sich um ein säure- oder basenbildendes Lebensmittel handelt. Es gibt verschiedene Faktoren, die entscheiden, ob ein Nahrungsmittel eine säure- oder basenbildende Wirkung im Körper entfaltet. So ist zum Beispiel eine reife, biologisch angebaute Zitrone trotz ihres Gehalts an organischen Säuren und ihres sauren Geschmacks ein basenbildendes Lebensmittel. Dies ist darauf zurückzuführen, daß Zitronen reich an basischen Mineralstoffen sind. Die milden organischen Säuren der Zitrone entfalten im Magen eine reinigende Wirkung. Im Stoffwechsel werden sie zu Kohlendioxid und Wasser umgewandelt Sie haben daher keine Säurewirkung im Organismus.

Kalzium, Magnesium, Natrium, Kalium und Eisen sind die wichtigsten basischen Mineralien. Lebensmittel, die sehr reich an diesen Mineralstoffen sind, werden als basenbildend bezeichnet. Säurebildend sind Nahrungsmittel, die viel Schwefel, Phosphor, Jod und Chlorid enthalten. In den meisten natürlichen Lebensmitteln kommen sowohl säurebildende wie basenbildende Mineralien vor. Die Einteilung erfolgt danach, welche Mineralstoffgruppe überwiegt. Eine Überprüfung bietet die chemische Laboranalyse. Dabei wird das Lebensmittel verbrannt und die mineralische Asche in pH-neutralem Wasser aufgelöst. Danach testet man den pH-Wert des Wassers. Anhand des Wertes kann man die säure- bzw. basenbildenden Eigenschaften des untersuchten Lebensmittels bestimmen (siehe S. 206).

Mit der zuvor beschriebenen Methode unterteilt die Wissenschaft gemeinhin die basen- und säurebildenden Lebensmittel. Die Säure-Basen-Tabelle auf Seite 206 erstellte ich in Zusammenarbeit mit Dr. Harold Krystal, der ein erfahrener Kliniker in diesem Bereich ist. Wir verwendeten eine Vielzahl von Quellen, unter anderem unsere eigenen klinischen Erfahrungen. Fleischnahrung ist säurebildend, ebenso die meisten Getreide, mit Ausnahme von Hirse und Buchweizen. Milchprodukte sind in der Mehrzahl ebenfalls säurebildend, insbesondere, wenn sie pasteurisiert und gesäuert sind wie Joghurt. Rohe Ziegen- und Kuhmilch wirken wie menschliche Muttermilch leicht basenbildend. Harter Käse ist säurebildend. Die meisten Nüsse, Bohnen, Erbsen, Industriezucker und vegetarische Eiweiße sind mehr oder weniger säurebildend. Sojabohnen sind wie Tofu leicht basenbildend. Lima- und Adzukibohnen, Mandeln, Paranüsse und Sesamsamen wirken ebenfalls leicht basenbildend. Erdnüsse sind stark säurebildend.

Säure- und basenbildene Lebensmittel im Überblick

<table>
<tr><th>stark säurebildend</th><th>säurebildend</th><th>säurebildend bis neutral</th><th>basenbildend</th><th>stark basenbildend</th></tr>
<tr><td>unreife Preiselbeeren
Wassermelonensamen
gelber Ampfer
Walnüsse
Erdnüsse***
roher Apfelessig
Sauerkraut
fermentierte Nahrung
Eier*
Fleischnahrung*
Vitamin A
Vitamin C (Ascorbinsäure)</td><td>unreife Früchte
Pflaumen
Hefe
Kelp
roher oder pasteurisierter Joghurt
pasteurisierte Milch
Käse
pasteurisierte Butter
tierische Fette
weißer Zucker
die meisten Bohnensorten
Linsen
Kidneybohnen
Sojasauce
Limonaden und Cola
Arzneimittel
Alkohol</td><td></td><td>süße und saure Kirschen
reife Früchte
die meisten Gemüse
Tomaten
Hirse
Buchweizen
rohe Kuhmilch**
rohe Ziegenmilch
Bohnensprossen
Sojabohnen
Limabohnen
Zwiebeln</td><td>Feigen
reife Zitronen
Karottensaft
Rote-Bete-Saft
Gemüsesäfte
Miso
Vitamin K
Kalziumascorbat (Vitamin C)</td></tr>
<tr><td></td><td colspan="2">die meisten gekochten Getreidesorten (Reis, Hafer etc.)
eingeweichtes gekeimtes Getreide
eingeweichter gekeimter Weizen</td><td>Weizengras</td><td>Weizengrassaft</td></tr>
<tr><td></td><td colspan="2">die meisten Nüsse, auch eingeweichte gekeimte Nüsse</td><td>eingeweichte Mandeln
Paranüsse</td><td></td></tr>
<tr><td></td><td colspan="2">die meisten Samen, auch eingeweichte gekeimte Samen
eingeweichte gekeimte Alfalfasprossen
eingeweichte Sonnenblumenkeimlinge</td><td>Alfalfasprossen
Sonnenblumenkeimlinge</td><td></td></tr>
<tr><td></td><td colspan="2">Butter
Avocados
pflanzliche Öle</td><td></td><td></td></tr>
<tr><td></td><td></td><td colspan="2">Honig</td><td></td></tr>
</table>

* Der Vollständigkeit halber aufgeführt, jedoch nicht empfehlenswert.

** Es gibt bislang noch keine Einigung, ob rohe Milchprodukte auf den Körper basen- oder säurebildend wirken. Die von Dr. Crowfoot durchgeführten klinischen Studien über die Wirkung von Milchprodukten auf den Urin-pH-Wert deuten auf eine basenbildende Wirkung hin. Demgegenüber hält Dr. Morter den zunehmenden Eiweißgehalt in der Milch der heutigen Massentierhaltung für die Ursache der seiner Meinung nach säurebildenden Wirkung der Milchprodukte.

*** Konventionell angebaute Erdnüsse sind die am stärksten durch Pestizidrückstände belasteten Nahrungsmittel auf dem amerikanischen Markt. Der krebserregende Schimmelpilz Aflatoxin wächst häufig sogar auf biologisch angebauten Erdnüssen. An der Sonne getrocknete biologische Erdnüsse sind am wenigsten mit Aflatoxin und Pestizidrückständen belastet.

Über die säure- bzw. basenbildende Wirkung von Früchten besteht noch Uneinigkeit. Nahezu alle Gemüse und Früchte sind im reifen Zustand basenbildend. Konventionelle Produkte, die auf ausgelaugten, mineralstoffarmen Böden gewachsen sind, haben eine geringere alkalisierende Wirkung. Pflaumen und Preiselbeeren enthalten Benzoesäure und andere Säuren, die für die säurebildende Wirkung dieser Früchte verantwortlich sind.

Die meisten unreifen Früchte sind säurebildend. Es gibt sogar pH-Wert-Meßgeräte, mit denen man den Unterschied zwischen ein und derselben Frucht im unreifen und reifen Zustand feststellen kann. In einer frischen gereiften Banane mit wenigen schwarzen Punkten ließ sich beispielsweise ein pH-Wert von 6,4 messen. Im noch nicht ganz reifen Zustand wies sie einen pH-Wert von 5,7 auf. Die säurebildende Wirkung von Preiselbeeren beruht darauf, daß sie meist im unreifen, sauren Zustand geerntet und zubereitet werden. Preiselbeeren, die man nachreifen läßt, schmecken süßer und sind basenbildend. Allgemein kann man sagen, daß Früchte, Gemüse und bestimmte Kräuter von allen Lebensmitteln am stärksten Basen bilden. Eiweiße, insbesondere tierisches Eiweiß, bilden Säure. Das Eiweiß aus Fleischnahrung führt zu großen Harnstoffmengen, welche erhebliche Verluste von basenbildenden Mineralien nach sich ziehen. Die leicht säurebildende Wirkung von Fetten wird verstärkt, weil sie zur Verstopfung der Arterien und zur Beeinträchtigung der Blutzirkulation führen. Dadurch leiden die Zellen unter Sauerstoffmangel. Ein vermindertes Sauerstoffangebot bedeutet für die Zellen eine erhöhte Giftansammlung und vorzeitigen Tod. Tote und absterbende Zellen wirken auf den Organismus säurebildend.

Allgemein läßt sich festhalten, daß die säurebildenden Yin- und Yang-Lebensmittel am stärksten übersäuern. Leider sind dies genau jene Produkte, die der Durchschnittsbürger tagtäglich in großen Mengen konsumiert. Es handelt sich dabei um eiweißreiche Fleischnahrung und viel Fett und Zucker enthaltende vitalstoffarme Produkte. Glücklicherweise weisen immer

Yin- und Yang-Eigenschaften und säure- und basenbildende Wirkungen von Lebensmitteln

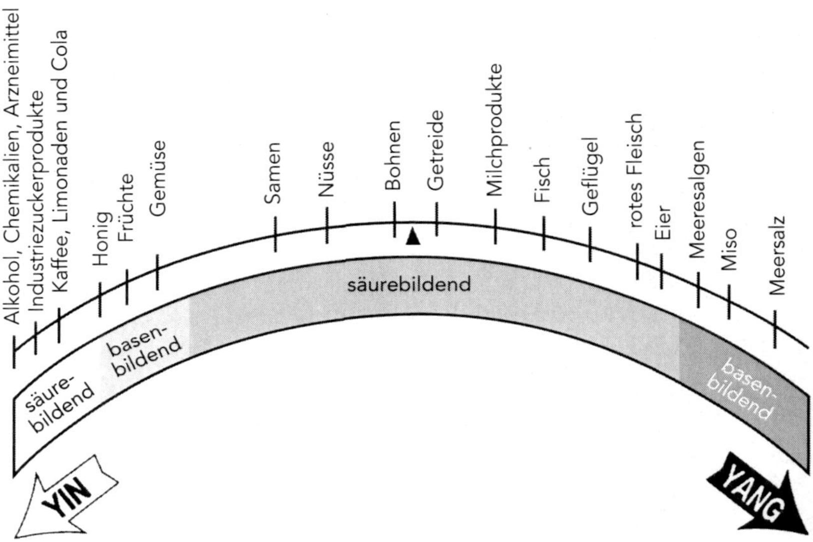

Yin säurebildend	Yin basenbildend	Yang säurebildend	Yang basenbildend
Bohnen	Gemüse	Getreide	Meeresalgen
Samen	Früchte	Milchprodukte	Miso
Nüsse	Honig	Fisch	Meersalz
Alkohol		Geflügel	
Chemikalien		rotes Fleisch	
Arzneimittel		Eier	
Industriezucker-produkte			

mehr Schriften offizieller amerikanischer Behörden, wie z.B. jene des McGovern-Komitees für Ernährung und Gesundheit, die Bevölkerung auf die enormen gesundheitlichen Schäden einer solchen Ernährungsweise hin. In westlichen Ländern ist eine überwiegend säurebildende Kost die Norm. Bedauerlicherweise trifft dies auch immer mehr auf die wohlhabenden Schichten in den Dritte-Welt-Ländern zu. Die USA dienen den dortigen Menschen als Vorbild. Regelmäßiger Fleischverzehr wird als ein Zeichen von Wohlstand angesehen (siehe S. 208).

Leicht säurebildend sind Yin-Säure-Produkte wie weißer Zucker, Auszugsmehl, synthetische Vitamine, künstliche Süßstoffe, synthetische Nahrungsmittelzusätze, Farb- und Konservierungsstoffe, verarbeitete und stark denaturierte Produkte, Limonaden, Arzneimittel und Drogen. Entweder enthielten diese Produkte nie alkalische Mineralien, oder sie wurden durch die chemischen Verarbeitungsprozesse entfernt. Um diese Produkte assimilieren zu können, muß der Organismus seine Mineralstoffreserven angreifen. Dadurch entsteht ein Mineralstoffmangel, und der Körper gerät zunehmend in eine allgemeine Übersäuerung (siehe S. 210).

Um die im Stoffwechsel entstehenden Säuren wie Schwefel- und Phosphorsäure auszuscheiden, ohne Nieren oder Darm zu schädigen, neutralisiert der Körper diese Säuren durch basische Mineralsalze wie Kalzium, Magnesium, Natrium und Kalium. Wenn die Alkalireserve erschöpft ist, entsteht eine Übersäuerung des Organismus. Der Körper muß nunmehr Kalzium, Magnesium, Natrium und Kalium aus den Nervenzellen abziehen, um das Blut puffern zu können. Es kommt zu Fehlfunktionen des Nervensystems, und die geistige Klarheit nimmt ab. Unterhalb eines Blut-pH-Werts von 6,95 fällt man ins Koma. Ein träger Geist und verminderte geistige Klarheit sind typisch für eine zu stark säurebildende Kost. Daher ist es wichtig, über eine große alkalische Mineralsalzreserve zu verfügen, mit der Notfallsituationen neutralisiert werden können. Dies erreicht man durch eine viel Obst und Gemüse enthaltende Ernährungsweise (siehe S. 213).

Zuckerrohr

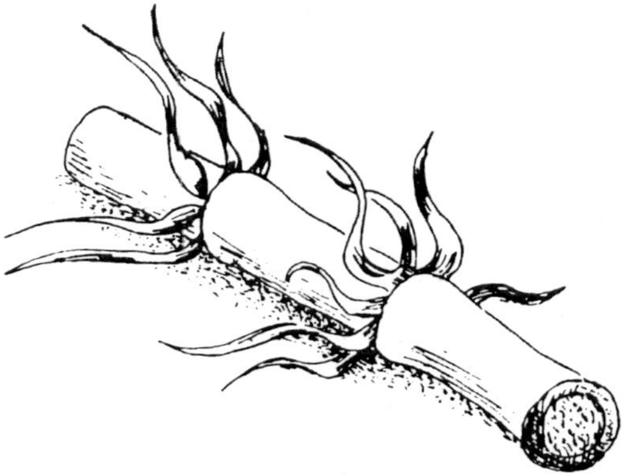

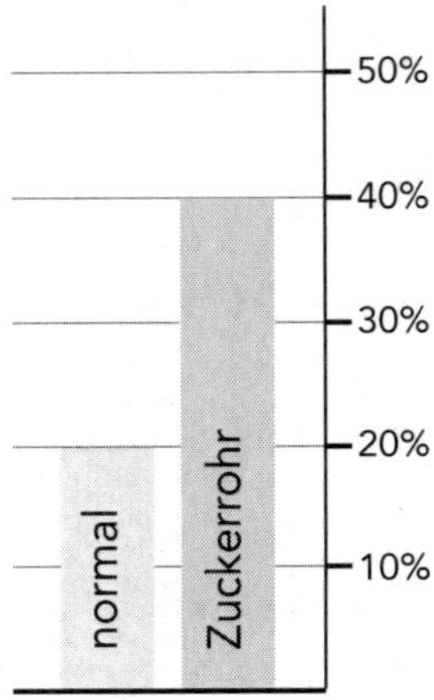

Die Zunahme der Alkali-Reserve nach dem Verzehr von Zuckerrohr

Unverarbeitete natürliche süße Lebensmittel
enthalten basische Elemente

Schokoriegel

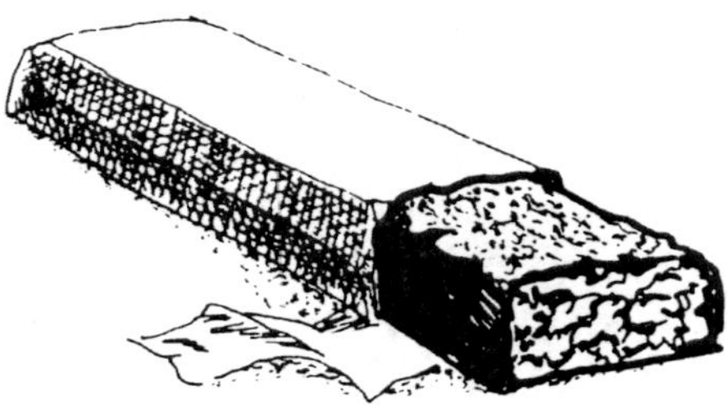

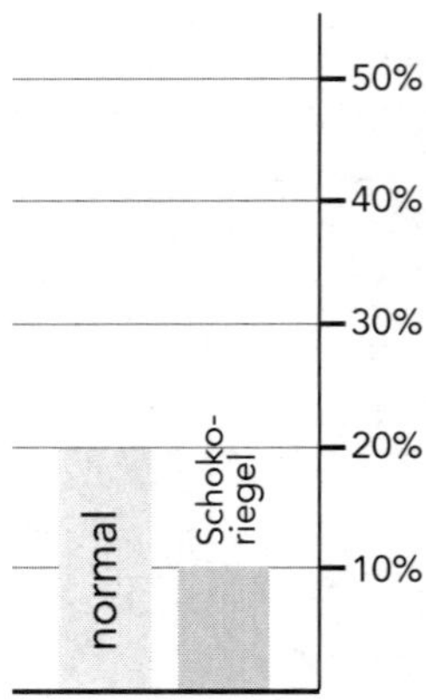

Die Abnahme der basischen Mineralstoffreserve nach dem Verzehr eines Schokoriegels

Verarbeiteten süßen Produkten
mangelt es an alkalischen Mineralien

Durch klinische Untersuchungen an mir selbst und an zahlreichen meiner Patienten habe ich festgestellt, daß gekeimte Lebensmittel wie Nüsse, Samen, Bohnen und Getreide im Körper neutral bis basenbildend wirken. Die meisten Samen und Getreide wirken nach dem Keimen basenbildend. Dennoch reichen die Untersuchungsergebnisse noch nicht aus, um eine definitive Aussage über die Wirkungen von gekeimten Samen und Nüssen auf den Säure-Basen-Haushalt zu machen.

Die Wirkungen von Ergänzungspräparaten und Arzneimitteln auf den Säure-Basen-Haushalt

Ein weiterer Grund für die Störungen im Säure-Basen-Gleichgewicht vieler Menschen ist die regelmäßige Einnahme von Ergänzungspräparaten und Arzneimitteln. Die meisten synthetischen Vitamine sind säurebildend. Eines der am stärksten säurebildenden Produkte ist Ascorbinsäure. Schon der Name weist auf die säurebildende Wirkung hin. Menschen, die übersäuert sind und Ascorbinsäure nehmen (die synthetische Form des Vitamin C, isoliert von anderen natürlichen Substanzen), sollten bei einem pH-Wert des Urins unter 6,3 darüber nachdenken, auf eine ausgeglichenere Form von Vitamin C umzusteigen. Vitamin C ist auch in den alkalisch wirkenden Formen von Kalzium- oder Natriumascorbat oder in Form von gepuffertem Vitamin C erhältlich. Vitamin A ist, unabhängig davon, ob es synthetisch ist oder nicht, immer säurebildend. Anscheinend trifft dies nicht auf Beta-Carotin zu.

Wenn der Körper vermehrt Säuren benötigt, empfiehlt sich die Einnahme von Vitamin C in Form von Ascorbinsäure und Vitamin A in einer auf die individuellen Bedürfnisse abgestimmten Dosierung. Vitamin K wirkt basenbildend und hält Kalzium in Ionenform für das Blut verfügbar. Der Einsatz von Nahrungsergänzungen erfordert ein fundiertes Wissen um die Wirkungen der eingesetzten Präparate auf den Säure-Basen-Haushalt des Organismus.

Symptome einer Übersäuerung

Die meisten Experten sind sich darüber einig, daß eine Übersäuerung des Körpers die Vorstufe zu akuten wie auch chronischen Krankheiten ist. Der renommierte Ernährungswissenschaftler Paavo Airola hält die Übersäuerung für eine Grundursache aller Erkrankungen. In einem übersäuerten Organismus entstehen aus verschiedenen Gründen besonders leicht Krankheiten. Je saurer ein System wird, um so weniger sind die Pufferbasen in der Lage, den gesundheitsnotwendigen Blut-pH-Wert von 7,4 aufrechtzuerhalten. Um den pH-Wert des Blutes dennoch konstant zu erhalten, lagert der Körper überschüssige Säuren in Geweben und Gelenken ab. Aus diesem Grunde hält Airola die Übersäuerung des Körpers für eine Grundursache der Arthritis.

Wenn das Blut und die Extrazellulärflüssigkeit sich in den sauren Bereich verschieben, wird auch das Zytoplasma, die innerhalb der Zelle vorhandene und den Zellkern umgebende Flüssigkeit, zunehmend saurer. Dadurch verringert sich das bioelektrische Potential, welches zwischen dem im natürlichen Zustand sauren Zellkern und dem ihn umgebenden basischen Zytoplasma besteht. Diese beiden Pole sind gewissermaßen die Zellbatterie, die das Leben und die Funktion der Zelle aufrechterhält. Je niedriger das bioelektrische Potential einer Zelle, um so geringer ist auch deren Vitalität und Funktionsfähigkeit. Erlischt das bioelektrische Potential, tritt unweigerlich der Zelltod ein. Interessanterweise sind lebendige, rohe Lebensmittel besonders gut geeignet, das bioelektrische Potential unserer Zellen wiederherzustellen (siehe S. 213).

Die bedrohlichste Folge einer allgemeinen körperlichen Übersäuerung ist die Funktionsminderung des zentralen Nervensystems. Eine übersäuerte Person wird geistig träge und leidet häufig unter Kopfschmerzen, Depressionen und Müdigkeit. Schmerzen des unteren Rückens und allgemeine muskuläre Steifheit werden durch Kalziummangel hervorgerufen. Kalzium und andere basische Mineralien gehen dem Körper bei der Pufferung

Voll aufgeladene Batterie

Basisches Zytoplasma,
saurer Zellkern:
Spannung zwischen beiden Polen

Eine gesunde Zelle ist wie
eine mit Bioelektrizität
aufgeladene Batterie!

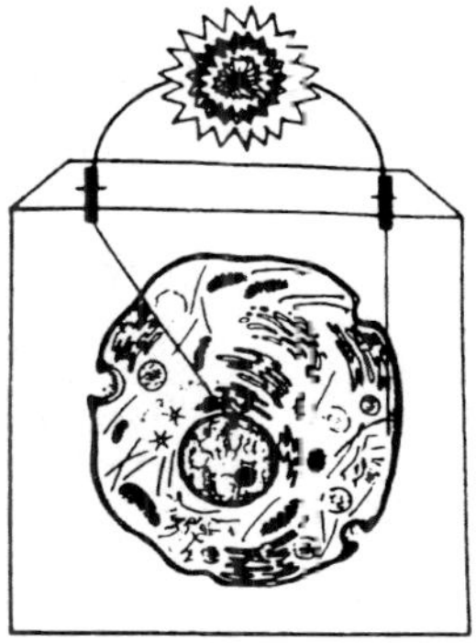

Gesunde Zelle

Leere Batterie

Saures Zytoplasma,
saurer Zellkern:
keine Ladung zwischen den Polen

Eine ungesunde saure Zelle ist
wie eine leere Batterie.

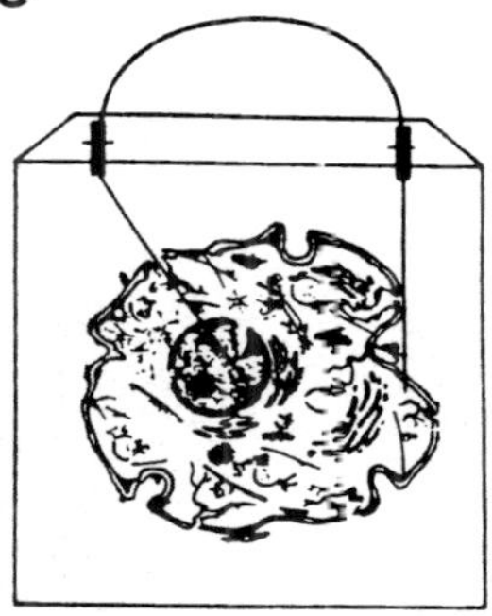

Ungesunde Zelle

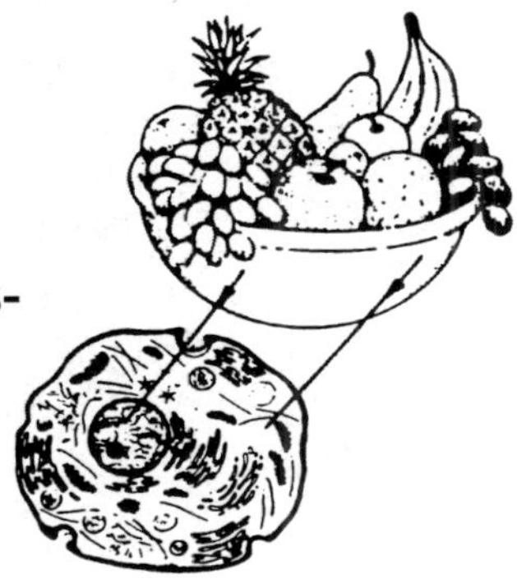

Lebendige Lebensmittel laden die Zellen auf!

der Säuren verloren. Eine zunehmende Übersäuerung geht außerdem mit gesteigerter Reizbarkeit und Unruhe einher, da den Muskel- und Nervenzellen immer mehr Mineralien entzogen werden. Verspannungen im Nacken- und Schulterbereich, Arthritis und Osteoporose sind ebenfalls Folgen der Übersäuerung. Kalziummangel verursacht zudem muskuläre Krämpfe und Zuckungen. Die Nieren werden durch die Ausscheidung der enormen Säuremengen überlastet. Andere Substanzen können somit von den Nieren nicht mehr verarbeitet werden. Dadurch entsteht eine Giftansammlung im Organismus, die zu einer allgemeinen Müdigkeit und Schwäche führt (siehe unten).

Symptome der Übersäuerung

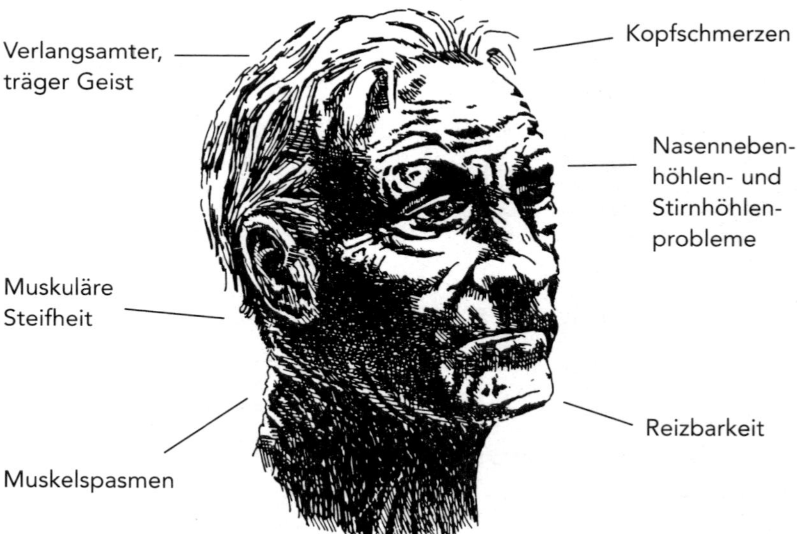

Im Zustand der Übersäuerung stellen sich auch häufig Schmerzen im Brust- oder Bauchbereich, Übelkeit und Brechreiz ein. Übersäuerte Menschen weisen mitunter Schädigungen der Magen- und Darmwände auf. Dies begünstigt die Entstehung von Gastritis und Magen- und Zwölffingerdarmgeschwüren. Selbst die Wände der Harnröhre können durch die Übersäuerung schmerzhaft zu brennen beginnen.

Geschädigte Schleimhäute des Magendarmtrakts beeinträchtigen die Verdauung. Die Nahrung passiert den Verdauungskanal zu schnell, so daß Nähr- und Vitalstoffe nur ungenügend verdaut und resorbiert werden können. Unverdaute Nahrungsreste lagern sich in den Ausbuchtungen des Darmes ab und verschlechtern zusätzlich die Verdauungsleistung. Durch die gesteigerten Eigenbewegungen des Magens können Mineralien in beachtlichen Mengen verlorengehen. Zudem tritt in vielen Fällen eine Verstopfung ein. Aufgrund des Mangels an basischen Elementen können dem Dünndarm nicht mehr ausreichend Verdauungsenzyme der Bauchspeicheldrüse zur Verfügung gestellt werden. Unter diesen Bedingungen kann die Fett-, Eiweiß- und Kohlenhydratverdauung nicht mehr richtig funktionieren. Auch die Krebsentstehung wird nach Meinung vieler Experten durch eine Übersäuerung des Organismus begünstigt. Im Gegensatz zu normalen Zellen profitieren Krebszellen von einem sauren, sauerstoffarmen Extrazellularraum.

Wenn der pH-Wert des 24-Stunden-Sammelurins unter 6,3 fällt, kann man von einer krankhaften Übersäuerung sprechen. Ab diesem Punkt setzt die schädigende Wirkung der Übersäuerung auf das Enzymsystem des Körpers ein.

Symptome eines Basenüberschusses

Das Hauptsymptom einer Alkalose bei Vegetariern ist nach meinen Beobachtungen die Übererregbarkeit des Nervensystems. Zunächst sind die peripheren Nerven und die Muskeln betroffen. Die ersten Anzeichen einer Alkalose sind am Unterarm oder im Gesicht auftretende Muskelzuckungen. Daraufhin setzt eine allgemeine Neigung zu Muskelspasmen und Krämpfen ein. Obgleich ich dies noch nie selbst gesehen habe, soll dies zu einer vollständigen Kontraktion sämtlicher Muskeln, zur sogenannten Tetanie, führen können. Manche Osteopathen und Chiropraktiker berichten, daß Muskel- und Gelenkkorrekturen nicht richtig wirken können, wenn der Körper zu alkalisch ist. Störungen des zentralen Nervensystems können sich auch durch extreme Nervosität äußern. Des weiteren vermag eine Alkalose schwere Konzentrationsstörungen auszulösen. Ein erhöhter alkalischer pH-Wert kann zu leicht euphorischen Zuständen führen. Viele Personen genießen diesen Effekt, andere hingegen sind dadurch eher geängstigt. Menschen, die zu Epilepsie neigen, können bereits durch eine zu starke Atmung in einen stark alkalischen Zustand gelangen. Dadurch werden sie noch anfälliger für Krampfanfälle.

Eine Verminderung an ionisiertem Kalzium ist ein Grund für diese erhöhte Sensibilität des Nervensystems. Die säurebildenden, positiven Wasserstoffionen werden zur Pufferung der Alkalose herangezogen. Die positiven Kalziumionen werden in Eiweiße eingebunden. In dieser gebundenen Form ist das Kalzium für Nerven- und Muskelzellen schlechter verfügbar. Diese Neigung zu Übererregbarkeit und euphorischer Unkonzentriertheit habe ich bei zu alkalischen Vegetariern beobachten können. In meiner klinischen Erfahrung zeigten sich diese beiden Symptome bei einigen Patienten, deren Urin-pH-Wert über 7,5 lag. Erfreulicherweise sind diese Symptome einer zu starken Alkalisierung des Körpers durch geringfügige Umstellungen der Ernährung relativ leicht zu beheben (siehe S. 217).

Eine verringerte Darmperistaltik und Verstopfung sind weitere Symptome, die in der klinischen Literatur erwähnt werden. Bei Vegetariern mit einem pH-Wert des Urins von 7,2 oder darunter habe ich dies jedoch so gut wie nie festgestellt. Bei einer starken Alkalose werden Säuren aus dem Magen ins Blut abgezogen, um die überschüssigen Basen zu neutralisieren. Dadurch verringert sich die für die Eiweißverdauung notwendige

Symptome einer Alkalose

Angst / Nervosität

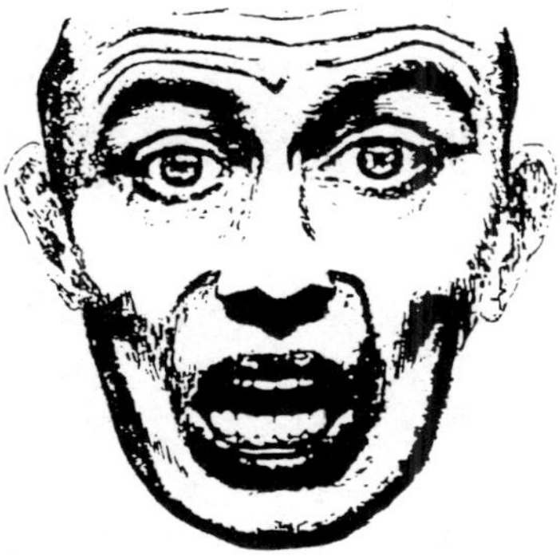

Muskelspasmen

Symptome einer starken Alkalisierung

- übertrieben gesteigerte Alltagssorgen und Nervosität; Übererregbarkeit des zentralen Nervensystems
- muskuläre Spasmen, Tetanie, geringe Toleranzschwelle für physische Stimulation und muskuläre Spannung
- verlangsamter Heilungsprozeß, Therapien wirken nur wenig zufriedenstellend
- muskuläre Schmerzen

Salzsäure. Es kommt zu einer sich kontinuierlich verschlechternden Proteinverdauung. Steigt der Urin-pH-Wert über 8,0, können akute Verdauungsstörungen auftreten. Der absteigende Teil des Dickdarms kann sich durch die unvollständige Eiweißverdauung und die dadurch bedingte Verstopfung schwer entzünden. Derartige Symptome können auch bei einer starken Übersäuerung oder beim Vorhandensein von Ammoniak im

Urin auftreten. Eine Alkalose verschlechtert die Proteinassimilation. Bei einer normal funktionierenden Eiweißassimilation werden 56 Prozent der verdauten Eiweiße langsam zu Glukose verstoffwechselt, um dadurch den Blutzuckerspiegel auszugleichen. Bei Beeinträchtigung dieses physiologischen Mechanismus entstehen Symptome wie Hypoglykämie, Zahnfleischbluten und Pyorrhöe.

Ein Salzsäuremangel im Magen schwächt zudem das Immunsystem, da nunmehr die Zerstörung von Parasiten und Bakterien durch die Magensäure unterbleibt. Wie im übersäuerten Zustand kommt es durch exzessive Alkalisierung zu einem gehäuften Auftreten von Erkältungen und Grippe. Durch meine klinischen Studien bin ich zu der Überzeugung gelangt, daß überwiegende Rohköstler, deren Urin-pH-Wert stets im Bereich von 7,2 oder knapp darunter liegt, nahezu immun gegen Grippe und Erkältungen werden.

Was ist ein gesunder pH-Wert?

Bei Veganern und rohkostorientierten Vegetariern, deren Ernährung eher alkalisierend wirkt, kommt es mitunter zu einer physiologischen Umstellung, durch die der gesunde pH-Wert generell etwas höher liegt als jener von Fleischessern. Meine eigenen Untersuchungen ergeben, daß es bei diesen Vegetariern zu einer Erhöhung des physiologischen Urin-pH-Werts um 0,1-0,2 kommt. Trotz der Verschiebung in den basischen Bereich sind alle physiologischen Funktionen und die allgemeine Gesundheit vollkommen intakt. Dies bestätigt die Beobachtung, daß rohkostorientierte Vegetarier sich meist trotz eines Urin-pH-Werts von bis zu 7,2 eines optimalen Gesundheitszustands erfreuen. Jahrelange Untersuchungen an meinen zu dieser Ernährungskategorie gehörenden Patienten unterstützen diese Hypothese. Allgemein kann ich sagen, daß 80-95 Prozent aller Rohkostvegetarier mit einem Urin-pH von 7,2 sich vollkommen gesund fühlen und es auch medizinischen Untersuchungsmethoden zufolge sind. Der Autor Dr. Theodore A. Baroody jr. weist darauf hin, daß im Verlauf einer spirituellen Entwicklung der Körper des Menschen zunehmend leichter wird und eine physiologische Veränderung in den alkalischen Bereich erfährt. Ich konnte an mir selbst und meinen um spirituelle Entwicklung bemühten Patienten, die eine Rohkosternährung pflegen, das gleiche feststellen: Durch spirituellen Fortschritt wird der Körper leichter und basischer bei gleichbleibender oder sogar verbesserter Gesundheit.

Dr. Morter äußerte mir gegenüber in einem persönlichen Gespräch, daß seiner Meinung nach der Urin-pH-Bereich, in dem optimale Gesundheit möglich ist, zwischen 6,8 und 7,2 liegt. Er berichtete mir sogar von Menschen, die selbst mit Urin-pH-Werten von 7,8 noch vollkommen gesund waren. Dr. Morter hält eine zu große Alkalireserve des Körpers für unmöglich. Schließlich entstehen im Stoffwechsel ständig Säuren, die neutralisiert werden müssen. Hingegen entstehen im Körper keine Basen. Die alkalische Mineralstoffreserve stammt ausschließlich aus dem Verzehr von basenbildenden Lebensmitteln. Dr. Loomis, ein weiterer erfahrener Wissenschaftler auf dem Gebiet des Säure-Basen-Haushalts, hält Urin-pH-Werte von 6,3 bis 6,8 bei Fleischessern und Laktovegetariern sowie Werte um 7 bei vorwiegend von Früchten, Gemüse und Rohkost lebenden Vegetariern für normal.

Eine mir seit vielen Jahren bekannte Patientin, die sich von 90 Prozent Rohkost ernährt und regelmäßig ihren Urin-pH-Wert kontrolliert, stellte bei Werten von 7,5 bis 7,8 das Einsetzen von Konzentrations- und Merkfähigkeitsstörungen fest. Bereits der Verzehr einer Scheibe Brot reduzierte den pH-Wert auf 7,2 bis 7,3 und ließ Leistungsfähigkeit und Wohlbefinden zurückkehren. Bei einem 24-Stunden-Sammelurin-pH-Wert von 7,2 bis 7,3 fühlte die Patientin sich optimal. Dies wirft die Frage auf, wie alkalisch der Organismus werden kann, ohne gesundheitliche Nachteile zu erleiden. Eine andere Patientin litt über fünf Jahre unter geistigen Verwirrungen, allgemeiner Schwäche und chronischem Unwohlsein. Ihr 24-Stunden-Sammelurin war zu Beginn der Therapie sehr sauer. Beim Erreichen eines Urin-pH-Werts von 7,1 verschwanden sämtliche Symptome, und sie fühlte sich zum ersten Mal seit vielen Jahren wieder vollkommen gesund. Einige Vegetarier, insbesondere Rohköstler, fühlen sich bei pH-Werten bis zu 7,2 ausgezeichnet. Dieser Wert ist offensichtlich die Schwelle, oberhalb derer optimale Gesundheit nicht mehr möglich ist. Daher ist es von entscheidender Bedeutung, den individuellen pH-Wert des 24-Stunden-Sammelurins zu finden, bei dem man sich am besten fühlt. Danach stellt man die eigene Ernährung so zusammen, daß dieser Bereich gewahrt bleibt.

Ist eine zunehmende Alkalisierung Bestandteil eines evolutionären Prozesses, wie Dr. Baroody es beschrieben hat? Um diese Frage zu beantworten, muß man bedenken, daß manche Menschen bei Urin-pH-Werten von 7,5 und darüber zu basisch werden und sich die Symptome einer Alkalose einstellen. Werte zwischen 6,8 und 7,2 sind offensichtlich optimal. Insbesondere dann, wenn durch die Umstellung auf vegetarische Ernährung ein neues Gesundheitsniveau erreicht wurde. Letzten Endes muß man sich jedoch immer nach den subjektiven Empfindungen der Patienten und dem Auftreten körperlicher Symptome richten.

Ein pH-Wert des 24-Stunden-Sammelurins unter 6,3 wird von mir und den meisten Experten als Ausdruck von körperlicher Übersäuerung angesehen.

Wie man den Säure-Basen-Haushalt messen kann

Am einfachsten mißt man den eigenen Säure-Basen-Haushalt, indem man den gesamten Urin über einen Zeitraum von 24 Stunden in einem Sammelbehälter auffängt. Idealerweise beginnt man mit dem zweiten Urin am Morgen bis zum ersten Urin des darauffolgenden Morgens. Dann wird der im Behälter gesammelte Urin mehrmals gut durchgeschüttelt. Als nächstes hält man pH-Papier in den Urin und liest den Wert ab. Seien Sie dabei nicht schüchtern, lernen Sie sich selbst kennen, und testen Sie Ihren Urin - er ist steril!

Für Nichtvegetarier und Laktovegetarier (Vegetarier, die Milchprodukte verzehren) liegt der anzustrebende pH-Bereich in etwa zwischen 6,3 und 6,9. Für Veganer und Rohköstler liegt die Spanne zwischen 6,3 und 7,2.

Außer der Bestimmung des Urin-pH-Werts messe ich auch gerne den pH-Wert des Speichels. Er ist ein Indikator für die Alkalireserve des Körpers und den pH-Wert der Zellen. Ein normaler pH-Wert des Speichels liegt morgens nüchtern und tagsüber zwischen den Mahlzeiten im Bereich von 6,8 bis 7,5. Nach der Nahrungsaufnahme verschiebt sich der Wert in den alkalischen Bereich. Dr. Morters Untersuchungen weisen darauf hin, daß ein am Morgen gemessener Speichel-pH-Wert unter 6,2 auf eine Übersäuerung des Organismus und auf zu wenig alkalische Mineralien hindeutet. Liegt der pH-Wert des Speichels nur bei 5,5 bis 5,8 und tritt nach den Mahlzeiten keine Erhöhung ein, befindet sich der Körper in einem Zustand von extremer Übersäuerung, in dem die Alkalireserve erschöpft ist.

Um die für Vegetarier und Rohköstler optimalen pH-Werte festlegen zu können, bedarf es sicher noch weiterer Untersuchungen. Dennoch gibt es einige Richtlinien, die über die Aussagen von Laborwerten hinausgehen. Anhand der folgenden Kriterien kann man bestimmen, ob man sich im Bereich des optimalen persönlichen pH-Werts befindet.

Indikatoren für einen optimalen pH-Wert

- viel Lebensenergie
- ein ruhiges Nerven- und Muskelsystem
- ein gut funktionierendes Verdauungssystem
- das Ausbleiben von Grippe und Erkältungen
- ein allgemeines Gefühl von physischer, mentaler und spiritueller Vitalität und Klarheit

Einige zusätzliche Informationen

Urin sieht vielleicht nicht schön aus und riecht auch nicht gerade appetitlich. Dennoch hilft die Messung des Urin-pH-Werts dabei, den eigenen Säure-Basen-Haushalt besser kennenzulernen und zu kontrollieren. Dadurch erkennen wir, welche Relationen zwischen säure- und basenbildenden Lebensmitteln für unsere individuellen Bedürfnisse geeignet sind. Außerdem sehen wir, wie unser Säure-Basen-Gleichgewicht durch den Monatszyklus und durch Streß beeinflußt wird.

Durch meine persönlichen Erfahrungen bin ich davon überzeugt, daß spiritueller Fortschritt und ein höherer Rohkostanteil in der Ernährung mit einer Verschiebung des physiologischen pH-Werts in den basischen Bereich einhergehen. Diese Verschiebung des pH-Werts ist sowohl Ursache als auch Wirkung eines allgemein verbesserten Gesundheitszustands.

Wie man den pH-Wert ausgleichen kann

Unser Körper ist gleichzeitig sauer und alkalisch. Zwischen diesen beiden Gegensätzen besteht in unserem Organismus ein dynamisches Gleichgewicht. Durch die gezielte Zufuhr von basen- oder säurebildenden Lebensmitteln wird die Balance erhalten. Um sie bestmöglich steuern zu können, ist es sinnvoll, den eigenen 24-Stunden-Sammelurin regelmäßig zu kontrollieren. Gemäß der festgestellten Werte kann dann die Ernährung umgestellt werden. Außerdem sollte man die individuellen Unterschiede berücksichtigen. Dies gilt besonders für den weiblichen Monatszyklus. Speziell vor, während und nach der Periode sollte der pH-Wert genau kontrolliert werden. Auch bei Männern treten Veränderungen in monatlichen Zyklen auf. Allerdings ist es weniger offensichtlich, an welchen Tagen der pH-Wert Schwankungen unterworfen ist. Mißt man z.B. ein Abweichen des pH-Werts in den sauren Bereich, kann man dies über vermehrten Verzehr an basisch wirkenden Lebensmitteln ausgleichen und umgekehrt.

Wenn der pH-Wert im normalen Bereich liegt, können die Enzyme und Elektrolyte im Verdauungs-, Organ- und Drüsensystem optimal wirken. Dadurch sind alle Körperzellen bestens versorgt. Der Körper erreicht eine stabile, gesunde Homöostase, was man auch als dynamisches, selbstregulatorisches Gleichgewicht bezeichnen kann. Ich will damit keineswegs behaupten, daß dies der Schlüssel zur Heilung sämtlicher Krankheiten ist. Den Urin-pH-Wert im gesunden Bereich zu erhalten ist eine vorbeugende Maßnahme. Wenn der Organismus erst in eine allgemeine Übersäuerung geraten ist, bei dem sogar der physiologische Blut-pH-Wert von 7,4 in Gefahr gerät, bedarf es enormer therapeutischer Anstrengungen, um das Gleichgewicht wiederherzustellen. Der pH-Wert des Urins eignet sich daher zur prophylaktischen Diagnose und Korrektur des Säure-Basen-Haushalts. Starke Abweichungen des Blut-pH-Werts sind bereits krankhaft.

Es gibt im allgemeinen zwei Möglichkeiten, um den pH-Wert zu steuern. Zum einen ist dies der gezielte Verzehr von säure- oder basenbildenden Lebensmitteln und Kräutern. Dies setzt natürlich voraus, daß man die konsumierte Nahrung richtig verdauen kann. Die zweite Möglichkeit ist der Verzehr von lebendigen pflanzlichen Verdauungsenzymen. Dadurch können auch jene Lebensmittel bewältigt werden, deren Verdauung dem Magendarmtrakt zuvor nur unvollständig gelang.

Besteht beispielsweise ein starker Basenüberschuß im Organismus, ist es ratsam, vermehrt Eiweiß zu essen, da vollständig verdautes Eiweiß dem System Säuren zuführt. Logischerweise ist dies nur wirksam, wenn der Körper die Nahrungsproteine auch richtig verarbeiten kann. Die Einnahme von pflanzlichen proteinaufspaltenden Verdauungsenzymen ist hierbei von unschätzbarem Wert. Gleiches gilt, wenn der Körper übersäuert ist und komplexe Kohlenhydrate nicht richtig verdauen kann. Durch die Einnahme der entsprechenden pflanzlichen Enzyme wird eine vollständige Verwertung ermöglicht, so daß dem Körper die in komplexen Kohlenhydraten vorkommenden alkalischen Mineralien zur Verfügung stehen.

Eine unvollständige Fettverdauung führt meist zur Entstehung von sauren Nebenprodukten wie Ketonen. Auch hier können Enzyme Abhilfe schaffen, indem sie die Bildung saurer Stoffwechselprodukte durch eine vollständige Fettverdauung verhindern.

Es gibt noch weitere Faktoren, die eine Übersäuerung des Körpers begünstigen. Hierzu gehört eine falsche Atemtechnik. Je tiefer und besser man atmet, um so leichter fällt es dem Körper, Säuren auszuscheiden. Die Lungen sind wichtige Organe in der Regulierung des Säure-Basen-Haushalts, da über sie Kohlendioxid ausgeatmet und die im Blut vorkommende Kohlensäure verringert wird. Viele Menschen sind unter anderem deshalb am Morgen leicht übersäuert, weil die Atemtiefe und -frequenz während des Schlafens abnimmt. Dadurch kommt es zu einer Anreicherung von Kohlendioxid und Kohlensäure im Körper.

Wenn man körperlich schwer arbeitet, ohne dabei richtig zu atmen, entstehen im Organismus große Mengen an Milchsäure und Kohlendioxid. Eine schlechte Sauerstoffversorgung der Zellen führt zu einem verminderten Zellstoffwechsel bis hin zum

Zelltod. 90 Prozent unseres Oxidationsstoffwechsels ist direkt vom eingeatmeten Sauerstoff abhängig. Atemübungen speziell am Morgen sowie vor und nach körperlichen Anstrengungen vermögen die Säureansammlung im Körper deutlich zu reduzieren. Demgegenüber wird die Übersäuerung durch unterdrückte Emotionen, übermäßigen Ärger, „saure" Gedanken und eine pessimistische Lebenshaltung stark gefördert. Ich selbst habe gemessen, wie bei Personen mit ausgeglichenen pH-Werten „saure" Gedanken unmittelbar zu einer mehr oder weniger ausgeprägten Übersäuerung des Körpers führten. Im ayurvedischen System neigt insbesondere der Pitta-Typ zur Übersäuerung. Des weiteren fördert auch eine exzessive Lebensführung die körperliche Übersäuerung.

Allerdings ist auch das Gegenteil möglich. Eine Patientin von mir, die stets einen zu sauren Urin-pH-Wert aufwies, hatte auf einmal ausgeglichene Werte, nachdem sie sich von ihren „sauren" Gedanken befreit hatte. Ihre Ernährung blieb dabei unverändert. Eine weitere Patientin, die ebenfalls über lange Zeit einen sauren pH-Wert hatte, erreichte nach dem Durchbrechen ihrer negativen psychologischen Muster plötzlich Werte um 7,5.

Wie man den eigenen Säure-Basen-Haushalt alkalisiert

- Verringerung oder Einstellung des Fleischverzehrs.
- Reduktion der Eiweißaufnahme.
- Verringerung des Fettverzehrs.
- Geringerer Konsum pasteurisierter Milchprodukte.
- Verzicht auf Yin-säurebildende Produkte wie Zucker.
- Erhöhter Verzehr von rohen Früchten, Gemüsen und frischen, unpasteurisierten Säften.

- ➢ Erhöhter Verzehr von rohen, energiespendenden Lebensmitteln wie Sprossen, Grassäften und basenbildenden Nüssen, Samen und Getreide. Alle gekeimten Nüsse, Samen, Bohnen und Getreide haben durch den Keimvorgang eine neutrale bis leicht basenbildende Wirkung. Eiweiß aus diesen gekeimten Lebensmitteln ist besonders wertvoll, da man dadurch seinen Proteinbedarf decken kann, ohne dem Körper übermäßig Säuren zuzuführen.

- ➢ Einnahme spezifisch basenbildender Lebensmittel und Kräuter: zweimal täglich frischen Zitronensaft, Aprikosen, Kräuterextrakte und Vitamin-K-haltige Lebensmittel. Besonders das äußerste Blatt eines Weißkohls enthält viel Vitamin K. Auch Weizengrassaft wirkt basenbildend.

- ➢ Verwendung von pflanzlichen Verdauungsenzymen zur verbesserten Verarbeitung von komplexen Kohlenhydraten.

- ➢ Verwendung von Pflanzenenzymen zur Verbesserung der Fettverdauung. Hierdurch vermeidet man die Bildung überschüssiger Säuren, die durch unvollständige Stoffwechselprozesse entstehen können.

- ➢ Emotionale Ausgeglichenheit und Vermeidung von „sauren“ Emotionen.

- ➢ Ein ausgeglichener, weitgehend streßfreier Lebensstil.

- ➢ Entgiftung von Nieren, Leber und Darm.

- ➢ Tiefes Atmen während des ganzen Tages.

- ➢ Vermeidung von extremen und dauerhaften körperlichen Anstrengungen.

Wie man einen zu basischen Organismus wieder ins Gleichgewicht führt

➢ Meine erste Wahl, um einen zu alkalischen Zustand auszugleichen, ist die Verwendung von rohem, biologischem Apfelessig. Ich bin ebenso wie Dr. Paul Bragg von der positiven Wirkung des Apfelessigs auf das Säure-Basen-Gleichgewicht und als allgemeines Tonikum überzeugt. Jedoch sollte man nur biologischen, ungefilterten und unpasteurisierten Apfelessig verwenden. Wenn der Apfelessig klar ist, handelt es sich wahrscheinlich um ein synthetisch hergestelltes oder destilliertes Produkt. „Lebendiger" Apfelessig stammt direkt aus dem Saft frisch fermentierter Äpfel. Ein solcher Apfelessig ist reich an Enzymen, Kalium, Phosphor, Chlorid, natürlichem organischem Natrium, Magnesium, Schwefel, Eisen, Kupfer, Silizium und anderen Mineralien. Außerdem enthält er Apfelsäure, eine die Auflösung von körperlichen Giftstoffen unterstützende organische Säure. Paul Bragg schreibt dem Apfelessig eine „elastizitätssteigernde Wirkung auf die Arterien" zu. Des weiteren unterstützt Apfelessig die Ausscheidung von kristallinen Ablagerungen im Muskelgewebe und versorgt den Körper mit lebensnotwendigem Kalium. Er wirkt zudem bei einer Vielzahl von Beschwerden heilungsfördernd, so zum Beispiel bei Halsweh, Blaseninfektionen und Störungen der Prostata. Fünf Minuten vor dem Essen eingenommen wirkt Apfelessig sehr anregend auf die Verdauung. Beläßt man ihn etwa 30 Sekunden im Mund, stimuliert er die für die Stärkeverdauung zuständige Ptyalinsekretion wie auch die Magenenzymproduktion. Hierfür kann man einige Tropfen Apfelessig in Wasser gelöst oder aber auch bis zu zwei Eßlöffel zu den Mahlzeiten oder als Bestandteil von Salatdressing verwenden. Es wird häufig empfohlen, Apfelessig zusammen mit Honig einzunehmen. Dies halte ich jedoch ebenso wie Patricia Bragg für unnötig.

- Unterstützung der Eiweißverdauung mit Pflanzenenzymen.
- Erhöhte Eiweißzufuhr in Form von Nüssen, Samen und Getreide. Walnüsse sind ebenso wie Mais besonders säurebildend. Eine meiner Patientinnen reguliert ihren Säure-Basen-Haushalt über den gezielten Verzehr von Walnüssen, eingeweichten Nüssen und Samen.
- Gelber Ampfer ist ein weiterer hervorragender Säurebildner.
- Wassermelonensamen enthalten eine Enzymart, die besonders säurebildend ist.
- Fermentierte Nahrungsmittel wie Sauerkraut, das viel Milchsäure enthält, unterstützen den Aufbau einer gesunden Darmflora und sind gute Säurebildner.
- Preiselbeersauce eignet sich ebenfalls vorzüglich. Auch Zwiebeln und Knoblauch sind säurebildend.
- Vitamin K aus tierischen Quellen.
- Ascorbinsäure.
- Anstrengende körperliche Betätigung.

Um unseren Säure-Basen-Haushalt optimal auszugleichen, müssen wir die Integration der Dualität in unserer Ernährung, wie auch in unserem Leben insgesamt, anstreben. Jegliche Form von Einseitigkeit verhindert die Einheit in der Ernährung wie im Leben. Integration ermöglicht die spirituelle Ganzheit. Auf diese Weise befreien wir uns von den aus der Dualität entstandenen Ängsten.

Praktische Schritte zur Regulation des Säure-Basen-Haushalts

1. Messen Sie mehrmals monatlich Ihren 24-Stunden-Sammelurin.

2. Steuern Sie Ihre Nahrungsaufnahme so, daß Ihr 24-Stunden-Sammelurin einen pH-Wert von 6,3-7,2 (Vegetarier) bzw. 6,3-6,9 (Fleischesser) erreicht.

3. Wenn Sie noch weitere Hilfe benötigen, benutzen Sie die tabellarische Übersicht der säure- und basenbildenden Lebensmittel.

Glossar

Abstinenz – die Kontrolle des Appetits oder der Wünsche, insbesondere in bezug auf gesundheitsabträgliche Nahrungsmittel und Getränke

adstringierend – ein Heilkraut oder eine Medizin mit einer zusammenziehenden und trockenen Wirkung auf körperliche Gewebe

aerober Sport – körperliche Betätigung, bei der das Herz-Kreislauf- und das Atemsystem trainiert werden

Affirmationen – positive Aussagen, die zum Erreichen einer erwünschten Wirkung häufig wiederholt werden

Alchemie – die Umwandlung von Substanzen in neue Substanzen durch feinstoffliche Methoden

Alkalose – ein körperlicher und geistiger Zustand, der bei einem Anstieg des pH-Werts in den basischen Bereich auftritt

Aminosäuren – die Bausteine der Eiweiße

Amylase – Enzyme, die für die Verdauung komplexer und einfacher Kohlenhydrate wichtig sind

Amyloid – eine Eiweißablagerung, die aus der Degeneration von Gewebe entsteht; wird häufig mit dem Alterungsprozeß in Verbindung gebracht

Anämie – ein Mangel an normalen roten Blutkörperchen, der durch verschiedene Ursachen wie z.B. Eisen- oder Vitamin-B_{12}-Mangel verursacht werden kann

Anion – ein negativ geladenes Ion, das in einer Lösung zum positiven Pol wandert. Beispiele sind Chlorid- und Jodanionen (Cl^- bzw I^-)

Anorexia – Verlust des Appetits; eine psychische Störung, bei der ein Mensch wesentlich weniger ißt, als er benötigt, um einem krankhaften Körperideal von extremem Untergewicht zu entsprechen

Antioxidantien – Substanzen, die freie Radikale im Körper neutralisieren

Antioxidantische Enzyme – Biokatalysatoren, die den Körper vor den durch freie Radikale verursachten Schäden schützen

ätherisch – bezieht sich auf den meßbaren Anteil des feinstofflichen Körpers, der von manchen Menschen unmittelbar wahrgenommen werden kann

Aura – das Energiefeld, welches einen Menschen umgibt und von manchen Personen gesehen werden kann. Heutzutage läßt es sich mit speziellen Kameras fotografieren

Autolyse – der Vorgang der Selbstverdauung von körperlichen Schlacken und toten Zellen

autonomes Nervensystem – jener Teil des Nervensystems, der unabhängig von der bewußten Kontrolle des Gehirns arbeitet

Autotoxämie – die Vergiftung des eigenen Körpers durch falsche Ernährung und eine ungesunde Lebensführung; ein Zustand, in dem die Körperzellen durch die enormen Giftanreicherungen absterben

Auxone – Pflanzenhormone

Ayurveda – das 5000 Jahre alte Heilsystem Indiens

Azidose – ein körperlicher und geistiger Zustand, der bei einem Absinken des pH-Werts in den sauren Bereich auftritt

azidotisches Koma – ein komatöser Zustand, der bei einer starken Übersäuerung des Organismus auftritt

bioelektrisch – elektrische Phänomene, die in lebendigen Geweben auftreten

biologisch angebaute Lebensmittel – Nahrung, die ohne Verwendung von chemischem Dünger oder den Einsatz von Pestiziden, Herbiziden oder anderen synthetischen Chemikalien angebaut wird

biospirituell – die transformierende Wirkung von spiritueller Energie auf den menschlichen Körper und Geist

Blutzuckerschwankungen – siehe Hypoglykämie

Bodhibaum – der Baum, unter dem Buddha seine Erleuchtung erlangte

Brahmanenpriester – Priester der hinduistischen Tradition

Candida albicans – eine Pilzerkrankung, die meist im Dickdarm oder der Vagina auftritt, aber auch überall im Körper vorkommen kann

Chlorella – eine blaugrüne Alge

Cholesterinesterasen – Enzyme, die im Blut und Nervensystem vorkommen und bei der Übertragung von Nervenimpulsen von Bedeutung sind

Cis – die kurvenförmige biochemische Struktur einer biologisch aktiven Fettsäure; der natürliche Zustand von Fettsäuren

degenerative Erkrankungen – Krankheiten, die als Resultat von chronischen Fehlfunktionszuständen des Körpers entstehen, wie z.B. Arthritis

denaturiert – meist in bezug auf Eiweiße verwendete Zustandsbeschreibung, bei der durch Hitzeeinwirkung die für die Funktion wichtige Struktur verlorengegangen ist. Ein Verlust des natürlichen Zustands

diabetische Azidose – ein Zustand von Übersäuerung, der bei einem schlecht eingestellten Diabetes auftritt

Disaccharide – zwei miteinander verbundene Einfachzucker

Divertikulose – eine Infektion der Dickdarmwand

Dosha – eine der drei im Ayurveda beschriebenen Kräfte (Vata, Pitta, Kapha), die aus dem Gleichgewicht geraten können

Doshakonstitution – die körperlichen und psychologischen Eigenschaften eines Menschen, die am ehesten aus dem Gleichgewicht geraten
Dunkelfeldmikroskopie – ein besonderes Mikroskop, mit dem man die Blutzusammensetzung detailliert betrachten und qualitativ bestimmen kann

Elektrokardiogramm (EKG) – ein diagnostisches Verfahren, bei dem die elektrischen Vorgänge des Herzens untersucht werden
Elektrolumineszenz – das Licht, welches von lebendigen Organismen abgestrahlt wird; die elektromagnetische Energie, die von den Körperzellen abgegeben wird und mit der Kirlianfotografie nachgewiesen werden kann
Elektrolyte – lösliche Mineralien im Körper, die einen elektrischen Strom erzeugen und für die Funktion der Zellen von entscheidender Bedeutung sind
Elixier – eine gesundheitsfördernde und lebensverlängernde Substanz
endokrine Drüsen – Körperdrüsen wie die Hypophyse, Nebennierenrinde und Schilddrüse, die ihre Hormone direkt ins Blut abgeben
Endotoxine – Giftstoffe, die in Mikroorganismen wie Bakterien produziert werden und bis zum Zerfall der Zelle innerhalb der Zelle verbleiben
Entropie – Teil des zweiten Hauptsatzes der Thermodynamik, welcher besagt, daß Strukturen im Laufe der Zeit in einen Zustand von immer größerer Unordnung geraten; in bezug auf den menschlichen Körper bedeutet dies den Verlust von Ordnung, der für die Alterungsprozesse verantwortlich ist
Enzyme – biologisch, chemisch und energetisch aktive Eiweißsubstanzen, die von lebenden Organismen hergestellt werden. Enzyme beschleunigen alle Stoffwechselprozesse, ermöglichen die Verdauung von Nahrung und die körperliche Entgiftung. Außerdem schützen sie vor freien Radikalen
Epidemiologie – statistische Erhebungen, bei denen das Vorkommen und die Verteilung von Krankheiten untersucht werden
Esoterik – geheimes Wissen
Essener – eine jüdische Gemeinschaft, die bis auf die Zeit von Enoch zurückgeht und bereits einige Jahrhunderte vor Christi Geburt entstand. Es handelt sich dabei um jene spirituelle Gruppierung, in der Jesus aufgezogen wurde. Die Essener sind, wie dies auch aus den ursprünglichen Lehren Jesu hervorgeht, Vegetarier und Gegner von Tieropfern. Die Essener waren immer als große Heilkundige bekannt und sind Experten für eine gesunde, harmonische Lebensweise
essentielle Aminosäuren – diejenigen Aminosäuren, die der Körper nicht selbst herstellen kann und mit der Nahrung aufnehmen muß
essentielle Fettsäuren – diejenigen Fettsäuren, die der Körper nicht selbst herstellen kann und mit der Nahrung aufnehmen muß
essentielle Mineralien – die für unsere Gesundheit erforderlichen Mineralstoffe
Extrazellulärflüssigkeit (EZF) – die Körperflüssigkeit, die sich außerhalb der Zellen befindet; der innere Ozean des Körpers, in dem die Zellen schwimmen

extrazellulär – bezieht sich auf das, was außerhalb der Zellen liegt

fermentierte Nahrung – Nahrungsmittel, die durch die enzymatische Aktivität von Bakterien vorverdaut wurden. Dadurch wird die Verdauung erleichtert, und es entsteht die von Bakterien produzierte und für unseren Körper gesunde Milchsäure

Fletchern – intensives Kauen, bis sich der Speisebrei vollständig verflüssigt hat

freie Radikale – hochreaktive Atome oder Moleküle, die elektrochemisch unausgeglichen sind und das Bestreben haben, mit den Elektronen der Atome unserer Zellen und anderen biologischen Elementen unseres Körpers chemische Reaktionen einzugehen. Diese Reaktionen führen zu einer Schädigung von Zellen und anderen körperlichen Strukturen

Früchteesser – ein Mensch, der nur von Früchten lebt

Galle – eine bittere, alkalische, grünlich-gelbliche Körperflüssigkeit, die in der Leber produziert und vom Leber-Gallenblasensystem in den Dünndarm abgegeben wird; sie enthält Gallensalze, Cholesterin, Lezithin, Fett, Gallenfarbstoffe und Muzin

ganzheitlich – die Betrachtungsweise, in welcher der Mensch als Körper-Geist-Seele-Komplex gesehen wird

Gastroenterologie – der Bereich der Medizin, der sich mit dem Magen und Darm und den in dieser Körperregion auftretenden Krankheiten beschäftigt

gesättigte Fette – Fette, bei denen alle Kohlenstoffketten mit Wasserstoffatomen besetzt sind

göttliche kosmische Energie – die universelle Energie Gottes

Hämoglobin – das eisenhaltige Molekül in den roten Blutkörperchen, welches Sauerstoff binden kann

Hatha-Yoga – jener Teil des Yoga, der sich mit der Kräftigung des physischen Körpers beschäftigt

Hinduismus – die Hauptreligion Indiens

Histamin – ein natürlicherweise im Körper vorkommendes Eiweiß, welches die bei einer allergischen Reaktion auftretenden Symptome auslöst

Homöopathie – die medizinische Heilmethode, bei der davon ausgegangen wird, daß bei angemessenen Potenzierungen Gleiches mit Gleichem geheilt werden kann

Homöostase – die Erhaltung des körperlichen Gleichgewichts

Hydration – der Wassergehalt des Körpers

Hypoglykämie – eine physiologische Störung, bei der es dem Körper nicht gelingt, den Blutzuckerspiegel im Gleichgewicht zu halten. Durch starke Schwankungen des Blutzuckerspiegels entstehen körperliche und psychische Symptome

Immunsystem – jener Teil unseres Körpers, der für die Abwehr von krankheitserregenden Einflüssen zuständig ist
Indikan – eine im Urin vorkommende Substanz, die bei Fäulnisprozessen im Darm entsteht
Indol – eine von Fäulnisbakterien im Dickdarm produzierte Substanz, die bei Zerfall zu Indikan wird
Intrinsic factor – eine von der Magenwand produzierte Substanz, die für die Resorption von Vitamin B_{12} erforderlich ist

Kapha – die mit Wasser und Schleim assoziierte Dosha-Energie
Karnivore – jemand, der Fleisch ißt
karzinogen – krebsverursachend
katabolisch – die abbauende, destruktive Phase des Stoffwechsels, bei der Körpergewebe aufgelöst wird
Katalysator – eine Substanz, die den Ablauf enzymatischer Reaktionen beschleunigt
Kation – ein positiv geladenes Teilchen, welches in einer Lösung zum negativen Pol wandert. Beispiele sind Kalzium- und Magnesiumkationen (Ca^{++} bzw Mg^{++})
Kelp – eine Meeresalge
Ketone – Abbauprodukte aus dem Fettstoffwechsel
Kirlianfotografie – eine spezielle Aufnahmetechnik, mit der das elektromagnetische Feld, welches alle Menschen, Tiere und Pflanzen umgibt, fotografiert werden kann
Koenzyme – Faktoren, die Enzyme in ihrer Funktion unterstützen
Kohlenhydrate – ein organischer Bestandteil unserer Nahrung, zu dem u.a. Zucker, Stärke und Zellulose gehören. Stärke ist ein komplexes Kohlenhydrat, das aus vielen Einfachzuckern aufgebaut ist. Stärke wird während des Verdauungsvorgangs in Einfachzucker zerlegt. Zu den Einfachzuckern zählen Glukose und Fruktose
Kohlensäure – eine Säure, die im normalen Stoffwechselgeschehen entsteht
Kolchizin – eine medizinische Substanz, die in der Behandlung von Gicht eingesetzt wird
Kolloid – eine Lösung, in der die festen Partikel gleichmäßig verteilt sind
Konstitution – grundlegende, in den Genen festgelegte psychologische und physiologische Eigenschaften, die vererbt werden und sich nicht verändern lassen
kosmisch – Bezug nehmend auf das Universum als Ganzes
kosmische Energie – Energie, die das gesamte Universum durchdringt
Krishna – eine im Hinduismus verehrte Form Gottes

Laktovegetarier – ein Mensch, der kein Fleisch und keine Eier, wohl aber Milchprodukte ißt

Lebensbaum der Essener – der symbolische Lebensbaum, der im Garten Eden stand; seine Wurzeln reichen tief in die Erde hinein und sind mit den sieben Kräften der Natur verbunden: Mutter Natur, dem Engel der Erde (dem fruchtbaren Boden), der universellen Lebenskraft, der Freude, der Sonne, dem Wasser und der Luft; die Äste des Lebensbaums reichen in den Himmel und sind mit den Himmelskräften verbunden: Gott, dem Engel des ewigen Lebens, der kreativen Arbeit, dem Frieden, der Kraft, der Liebe und der Weisheit. Die Menschheit befindet sich zwischen diesen Kräften der Natur und den Kräften des Himmels

Leukozytose – eine Zunahme der weißen Blutkörperchen

Lipase – eine Gruppe von Enzymen, die für die Verdauung von Fetten und Ölen verantwortlich ist

Makrobiotik – eine Lebens- und Ernährungsweise, bei der die Yin- und Yang-Anteile in der Ernährung in einem Verhältnis von 50:50 vorkommen. Stammt ursprünglich aus Japan, verbreitete sich in den 60er und 70er Jahren jedoch auch in der westlichen Welt

materialistisch-mechanistische Ernährungstheorie – eine Ernährungstheorie, die im 19. Jahrhundert entwickelt wurde und noch heute an allen großen Universitäten gelehrt wird. Die Ernährung wird dabei nur aus materiellen und nicht aus energetischen Gesichtspunkten betrachtet

Melancholie – ein Zustand von Depression

Melatonin – ein von der Zirbeldrüse produziertes Hormon, das den Tageszyklus und den Schlaf-wach-Rhythmus des Körpers steuert

Meridiane – in der Akupunktur beschriebene feinstoffliche Energiebahnen des Körpers

Mikrobe – ein kleiner Organismus, der natürlicher- oder unnatürlicherweise im menschlichen Körper vorkommt: Bakterien, Viren, Pilze, Amöben

Milchunverträglichkeit – durch Milchkonsum auftretende Störungen, die meist auf einer Allergie gegen tierisches Eiweiß oder auf dem Fehlen des Enzyms Laktase beruhen

Miso – eine fermentierte Sojabohnenpaste

Molekularbindung – die Verbindung zwischen Molekülen

Monosaccharide – Einfachzucker, die nur aus einem Baustein bestehen, wie z.B. Glukose

morphogenetische Felder – archetypische, artspezifische feinstoffliche Felder, welche die Gegenwart und die Zukunft einer Art bestimmen. Diese Felder haben eine Form, jedoch keine Energie

multiple Sklerose – eine degenerative Erkrankung des Nervensystems

Myelinisierung – der Prozeß der Myelinbildung während des Aufbaus und der Regeneration von Nerven

Nadis – die im Yoga beschriebenen feinstofflichen Energiekanäle

Neuralgien – Nervenschmerzen

Neurotransmitter – biochemische Substanzen, die bei der Übertragung von Nervenimpulsen von Bedeutung sind
Nullpunktprozeß – ein Seminar, bei dem es um die Auflösung aller begrenzenden Glaubenssätze und Identifikationen geht; Bestandteil des Lebensbaum-Seminars

orthomolekular – die Verwendung von Vitaminen und Mineralien in der Behandlung von körperlichen und psychischen Störungen
Osteoporose – Kalziumverluste des Knochengerüsts
Ovolaktovegetarier – ein Mensch, der kein Fleisch oder Fisch, wohl aber Eier und Milchprodukte ißt
Oxidation – der Vorgang der Verbindung mit Sauerstoff

Parasit – ein Organismus, der auf Kosten eines anderen Organismus lebt
Pepsin – ein für die Eiweißverdauung zuständiges, im Magen vorkommendes Enzym
Peptidbindungen – Verbindungen zwischen kleinen Ketten von Aminosäuren
Peristaltik – die Muskelbewegungen des Magen-Darm-Trakts
Phenol – eine giftige Substanz, die manchmal bei Fäulnisprozessen im Darm entsteht
Phobien – spezifische Ängste
Photosynthese – die in Pflanzen ablaufende Umwandlung von Sonnenenergie, Kohlendioxid und Wasser in einfache Kohlenhydrate
pH-Wert – die Messung des Säure- bzw. Basengehalts des Körpers
Pitta – die mit Feuer und Stoffwechsel assoziierte Dosha-Energie
PMS – prämenstruelles Syndrom; das Auftreten von körperlichen und psychischen Symptomen wie Schmerzen und Traurigkeit vor Beginn der Monatsblutungen
Prana – ein Synonym für Energie; wird häufig mit dem Atem assoziiert, wird aber auch als Bezeichnung für kosmische Energie verwendet
Proteasen – die für die Eiweißverdauung verantwortliche Enzymgruppe
Psychophysiologie – der Komplex aus psychischen und körperlichen Aspekten und Funktionen
Psychosomatik – die Verbindung zwischen Psyche und Körper
Ptyalin – ein im Speichel vorkommendes stärkespaltendes Enzym
Pyorrhöe – eine Zahnfleischinfektion
Pyridoxin – Vitamin B_6
Pythagoras – ein griechischer Mystiker, Philosoph, Wissenschaftler und Mathematiker; großer Fürsprecher der vegetarischen Ernährungsweise; verlangte von seinen Schülern vor deren Einweihung in seine höheren Lehren ein vierzigtägiges Fasten

rajasisch – eine Ernährungs- und Lebensweise, die von rastloser Aktivität und der Tendenz zu Aggressivität geprägt ist
Rama – eine im Hinduismus verehrte Form Gottes

sattvisch – eine Ernährungs- und Lebensweise, die das spirituelle Leben unterstützt
Satya Sai Baba – einer der wenigen indischen spirituellen Lehrer, der entgegen den kulturellen Gepflogenheiten Indiens eine lebendige Rohkosternährung empfiehlt
Skatol – ein bei Fäulnisprozessen im Dickdarm entstehender Giftstoff
Stoffwechsel – die biochemischen Prozesse in den Zellen, welche die vom Körper benötigte Energie liefern
strukturiertes Wasser – Wasser mit der höchsten Energie, so wie es in Früchten und Gemüse vorkommt
subtile organisierende Energiefelder (SOEFs) – die energetische Matrix, die den Organismus mit dem Kosmos verbindet und als Schablone für die materiellen Prozesse im menschlichen Körper wirkt
Symbiose – ein Zusammenleben zweier Organismen zum beiderseitigen Nutzen
Szent-Györgyi – ungarischer Biochemiker; Nobelpreisträger, der als erster das Vitamin C isolieren konnte

tamasisch – eine Ernährungs- und Lebensweise, die eine negative, lethargische und destruktive Geisteshaltung hervorruft
Taoismus – ein aus China stammender spiritueller Weg, der auf dem kontinuierlichen, harmonischen Fluß im Einklang mit dem Kosmos beruht; die Prinzipien von Yin und Yang dienen hierbei als Richtlinien
Thymusdrüse – eine wichtige Drüse des Immunsystems, die sich hinter dem Brustbein über dem Herzen befindet
Toxämie – ein Übermaß an Giftstoffen im Organismus
traditionelle chinesische Medizin – das jahrtausendealte chinesische Heilsystem, welches vorwiegend auf der Akupunktur und der Kräuterheilkunde basiert
Trans-Fettsäuren – verarbeitete Fettsäuren, die nicht mehr biologisch aktiv sind und statt der natürlichen kurvenförmigen Struktur eine biologisch inaktive gerade Form aufweisen
Tridosha – das ayurvedische System von den drei Doshas; ein Tridosha-Lebensmittel wirkt harmonisierend auf alle drei Doshas
Triglyzerid – eine Kombination aus Glyzerin und drei Fettsäuren
Trypsin – ein Verdauungsenzym, welches im Dünndarm vorkommt und an der Eiweißverdauung beteiligt ist
Tryptophan – eine Aminosäure, die sehr viel in tierischem, jedoch nur sehr wenig in pflanzlichem Eiweiß vorkommt; sie unterstützt das leichtere Einschlafen

ultraviolettes Licht – Licht, welches über den violetten Teil des Spektrums hinausgeht und nur eine extrem kurze Wellenlänge hat; wird für bestimmte physiologische Prozesse im Körper benötigt

unstrukturiertes Wasser – Wasser, welches kaum Energie enthält, wie z.B. destilliertes Wasser

Vata – das mit Luft und Bewegung assoziierte Dosha

Veden – die ältesten Schriften des Hinduismus

Veganer – ein Mensch, der keinerlei tierische Produkte ißt, also weder Fleisch oder Fisch noch Milchprodukte oder Eier

Viskosität – wie leicht eine Flüssigkeit fließen kann

Yang – wird mit Hitze, psychischer und körperlicher Aktivität, Aggressivität und der männlichen Energie assoziiert

Yin – wird mit Kälte, Trockenheit, einem ruhigen Körper und Geist, Entspannung und der weiblichen Energie assoziiert

Yogananda, Paramahansa – indischer spiritueller Lehrer, der im Großraum Los Angeles lebte und auch häufig auf die Lehren Jesu verwies

zellulärer Stoffwechsel – normale Stoffwechselprozesse der Zelle

Zerebrospinale Flüssigkeit – jene Körperflüssigkeit, die das Rückenmark und das Gehirn umgibt

Zeta-Energie – die Energie, die mit dem Grad von Struktur in einem kolloidalen System assoziiert wird

Zytoplasma – das Protoplasma einer Zelle, welches sich außerhalb des Zellkerns befindet

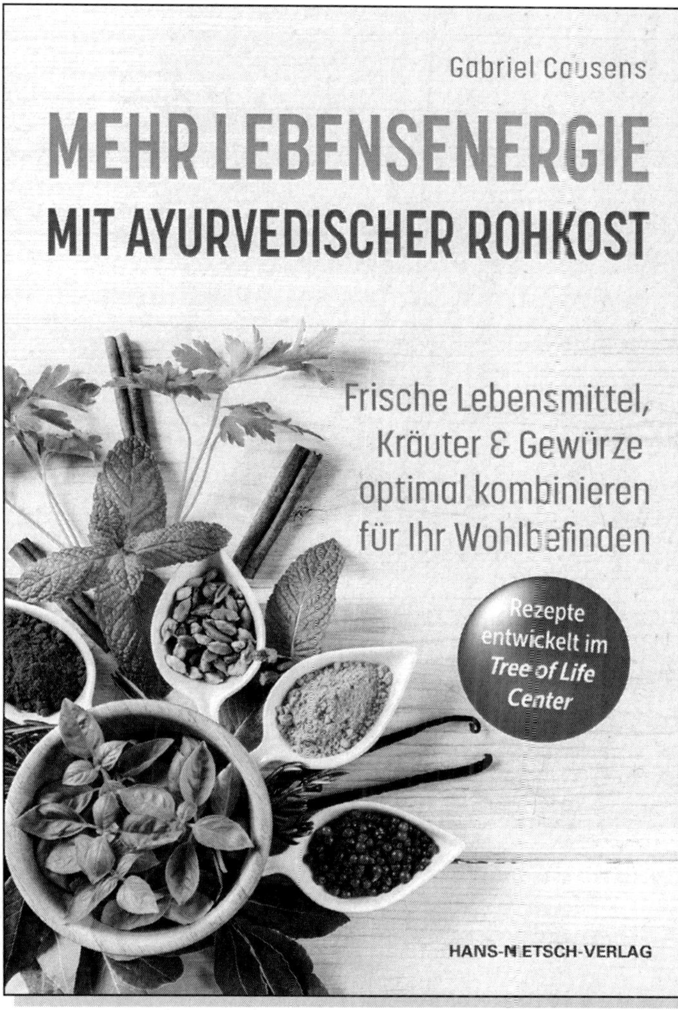

www.nietsch.de

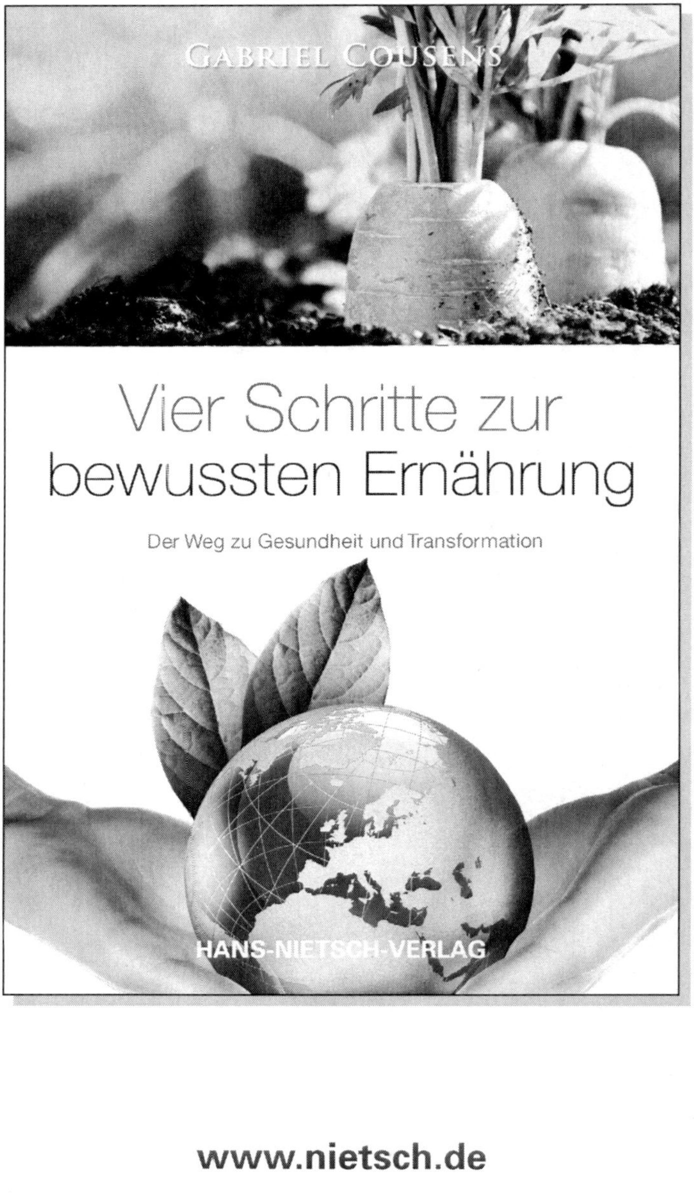

www.nietsch.de